W0203073

COMER, ADELGAZAR
Y NO VOLVER A ENGORDAR

SALSA
BARCELONA BOOKS
15

GRUP 62

MICHEL MONTIGNAC

COMER, ADELGAZAR
Y NO VOLVER A ENGORDAR

Traducción de
Raúl Martínez Torres

Prefacio del profesor Jean G. Dumesnil

SALSA
BARCELONA
BOOKS

Título original francés:
Je mange donc je maigris et je reste mince

© Michel Montignac, 2003

Quedan rigurosamente prohibidas, sin la autorización escrita de los titulares del «copyright», bajo las sanciones establecidas en las leyes, la reproducción total o parcial de esta obra por cualquier medio o procedimiento, comprendidos la reprografía y el tratamiento informático, y la distribución de ejemplares de ella mediante alquiler o préstamo públicos.

Primera edición: octubre del 2004.
Quinta edición: marzo del 2006.

© de la traducción: Raúl Martínez Torres, 2003.
© de esta edición: Grup Editorial 62, S.L.U.
Peu de la Creu, 4, 08001 Barcelona.
correu@grup62.com
grup62.com

Fotocompuesto por Víctor Igual, S.L.
Peu de la Creu, 5-9, 08001 Barcelona.

Impreso en Limpergraf s.l., Mogoda 29-31,
Pol. Ind. Can Salvatella, 08210-Barberà del Vallès.
DEPÓSITO LEGAL: B. 12.872-2006
ISBN: 84-8307-643-8

CONTENIDO

PREFACIO

Descubrí el método Montignac a través de mi experiencia personal.

Con 52 años, me encontraba en sobrepeso ponderal: ¡90 kilos para 1,60 m!

Uno de mis colegas, a la postre amigo mío, llevaba cierto tiempo recomendándome la compra del libro *Comer para adelgazar* de un tal Michel Montignac. Me decía que el nuevo método que acababa de descubrir era diferente a los regímenes tradicionales en el sentido de que no implicaba restricción cuantitativa sino que se basaba en la elección de alimentos diferentes.

Manifestaba un gran entusiasmo porque había perdido mucho peso y se sentía mucho mejor. Llevaba ya bastante tiempo manteniendo su peso ideal sin dificultad.

Tengo que confesar mi escepticismo inicial. Había seguido otros regímenes con anterioridad y, al igual que la mayor parte de la gente, había perdido peso en un principio para luego recuperar mucho más. La razón principal de este fracaso estaba evidentemente vinculada al profundo sentimiento de privación resultante de la obligación permanente de comer menos para mantener la pérdida de peso. En ninguna de esas tentativas logré perder más de 9 kilos, lo cual resultaba completamente insuficiente para alcanzar mi peso ideal.

Un día, mi mujer y yo fuimos invitados a una recepción en la que también se encontraban mi amigo y su esposa. Ver lo que comían fue para mí una auténtica revelación. Mi mujer compró el libro al día siguiente y el resto, como se suele decir, «ya es historia».

Perdí peso inmediatamente, del orden de entre 1,5 kilos y 2 kilos por semana durante las primeras semanas y un poco menos después.

Al cabo de seis meses, había perdido 21 kilos sin ninguna dificultad, y me encontraba en muy buena forma.

Como médico cardiólogo e investigador, sentía curiosidad por saber por qué el método Montignac funcionaba tan bien, y me preguntaba si se podría utilizar con éxito a mayor escala.

Efectivamente, la obesidad está alcanzando niveles endémicos en Norteamérica donde, según la Organización Mundial de la Salud, cerca del 50 % de la población o bien es obesa, o bien tiene un grave exceso ponderal. Las consecuencias en términos de salud son dramáticas, especialmente en lo relativo a la diabetes y a los riesgos cardiovasculares.

Hasta ahora, el tratamiento de la obesidad ha resultado muy decepcionante, cuando no un fracaso total.

Es cierto que algunos medicamentos han dado resultado, pero ha sido necesario retirarlos del mercado debido a los inaceptables efectos secundarios que acarreaban. En cualquier caso, teniendo en cuenta la elevada tasa de obesidad y su progresión, la prescripción de medicamentos en una proporción tan importante de la población resultaría no solamente poco razonable, sino también inaceptable desde un punto de vista económico.

El índice de éxito a largo plazo de los regímenes tradicionales es extremadamente bajo, ya que menos del 5 % de las personas que siguen estos regímenes consiguen mantener su pérdida de peso. Es muy poco en comparación con el índice de entre 15 y 20 % de éxitos conseguidos por los programas de desintoxicación del tabaco y del alcohol.

Por esa razón, no cabe más que alegrarse por la aparición de un método con el cual resulta relativamente fácil adelgazar en proporciones jamás alcanzadas hasta ahora, sin privaciones y comiendo hasta la saciedad.

En este contexto, dos de mis colegas que habían seguido con éxito el método y yo mismo nos pusimos en contacto con compañeros de la Universidad Laval de Quebec, auténticos expertos en nutrición y en epidemiología de los riesgos lipídicos.

En un principio, quedaron sorprendidos por nuestras preguntas, pero ante nuestro entusiasmo y nuestro ofrecimiento de financiación aceptaron la idea de emprender un estudio piloto para el cual se estableció un protocolo.

El estudio se realizó con doce hombres obesos que fueron sometidos a tres regímenes diferentes en períodos de seis días durante los cuales tomaron todas sus comidas en el hospital.

Los aportes alimenticios fueron meticulosamente medidos en cuanto a su contenido calórico y su composición en macronutrientes (glúcidos, lípidos y proteínas). Se llevaron a cabo análisis de sangre antes y después de cada régimen para medir parámetros tales como la glicemia, la insulina, el colesterol y las otras fracciones lipídicas.

Durante la primera semana, el grupo siguió un régimen bajo en grasas basado en las recomendaciones del American Heart Association, pero que no comportaba ninguna restricción cuantitativa.

Durante la segunda semana, los doce voluntarios siguieron el método Montignac con la libertad de comer a voluntad.

El régimen de la tercera semana incluía el mismo número de calorías que el de la semana anterior, pero su composición en macronutrientes era idéntica al de la primera semana.

En los tres casos, los sujetos tenían que cumplimentar unos cuestionarios estándares para identificar su grado de hambre y de saciedad antes y después de cada comida.

Los resultados del estudio nos sorprendieron sobremanera. En el transcurso de la semana Montignac, los sujetos, de forma espontánea, comieron menos que durante la primera semana (cuando lo podían hacer *ad libitum*) y sin embargo tenían el sentimiento de haber quedado perfectamente saciados.

En cambio, durante la tercera semana, durante la cual comieron el mismo número de calorías que durante la semana Montignac, los sujetos seguían teniendo hambre y sufrían un profundo sentimiento de privación, hasta el punto de que algunos de ellos querían abandonar el estudio.

Además, durante la semana Montignac, la pérdida de peso fue la más importante respecto a la tercera semana, de la misma manera que los efectos benéficos sobre los lípidos sanguíneos y los niveles de insulina sólo se pudieron observar durante la semana Montignac.

El método propuesto por el señor Montignac, basado en la elección exclusiva de glúcidos con bajo índice glucémico, resulta muy interesante por varias razones.

En primer lugar, funciona muy bien para perder peso. Después, resulta relativamente fácil seguirlo ya que permite neutralizar el hambre y conseguir un grado de saciedad satisfactorio.

Ofrece, por lo tanto, mucha más esperanza en el mantenimiento de la pérdida de peso a largo plazo en comparación con las dietas hipocalóricas convencionales.

Recordemos que la mayoría de los regímenes fracasan a largo plazo al mantener una sensación de hambre y de privación.

Tenemos que subrayar, finalmente, que el resultado de nuestro estudio deja entender que el Método Montignac es el único en tener efectos benéficos sobre los lípidos sanguíneos y los niveles de insulina.

De hecho, este libro presta una atención particular a la prevención de la hipercolesterolemia y a los riesgos cardiovasculares (capítulo VIII).

Por eso pensamos que el Método Montignac está lleno de perspectivas y tenemos la intención de seguir estudiando no solamente los mecanismos que permiten que sea eficaz, sino también su potencial a largo plazo sobre patologías tales como la diabetes y las enfermedades cardiovasculares.

En cuanto a mi caso personal, llevo ya dos años siguiendo el Método Montignac. Me siento en plena forma y he mantenido el mismo peso sin ninguna dificultad.

Profesor JEAN G. DUMESNIL
Cardiólogo en el Quebec Heart Institut
del Hospital Laval
Profesor de cardiología en
la Universidad Laval, Ste Foye
Quebec, Canadá

PRÓLOGO

LOS FUNDAMENTOS DEL MÉTODO MONTIGNAC HAN SIDO DEMOSTRADOS CIENTÍFICAMENTE

Todos los estudios epidemiológicos demuestran que la obesidad está aumentando constantemente en los países industrializados, a pesar de la paradójica disminución de los aportes energéticos, en conformidad con las recomendaciones oficiales.

Hacía años que los científicos habían observado que en todas las formas de obesidad existían anomalías en la secreción de una hormona, la insulina, también implicada en la diabetes, la hipertensión arterial y la patología coronaria. Pero se consideraba que este hiperinsulinismo (al igual que la insulinoresistencia, su complicación) era más bien una consecuencia de la obesidad.

Michel Montignac, por su parte, siempre ha expresado la hipótesis inversa. Desde sus primeros libros, ha expresado la idea de que el hiperinsulinismo era en realidad la causa de la obesidad y que su efecto nocivo podía conducir a las complicaciones cardiovasculares conocidas.

Siguiendo la pista de las causalidades, Michel Montignac ha subrayado que este hiperinsulinismo era la consecuencia de una alimentación moderna cada vez más hiperglucemiante, es decir, compuesta en su mayoría por glúcidos con índices glucémicos elevados (cereales refinados, patatas, azúcar...).

Al aconsejar el consumo de glúcidos con índice glucémico reducido (leguminosas, alimentos integrales, fruta, verdura...) a las personas con sobrepeso, ha conseguido, con la disminución de la respuesta insulínica, tanto una pérdida de peso como una reducción de los factores de riesgo (glucemia, triglicéridos, colesterol).

Frente al éxito del Método Montignac, sus detractores han estado replicando durante años que no había quedado validado científicamen-

te. Sin embargo, el estudio canadiense del profesor Dumesnil, que se hizo público durante el Congreso Internacional de París en 1998, demostró fehacientemente que el Método Montignac era más eficaz para adelgazar que los regímenes tradicionales y que podía prevenir los factores de riesgo cardiovascular.

*Las hipótesis planteadas y sostenidas desde hace más de diez años por Michel Montignac han sido también confirmadas por las investigaciones de científicos de prestigio mundial, como el profesor Willett en los Estados Unidos (*Science et Avenir*, febrero de 1999).*

Evidentemente, me alegro del éxito de unas ideas en las que siempre he creído. Pero esperemos que el vendaval mediático de este replanteamiento de la dietética clásica no haga olvidar que Michel Montignac fue uno de los pioneros de esta gran mutación de la alimentación del tercer milenio.

Dr. HERVÉ ROBERT
Médico experto en nutrición

I

REGÍMENES HIPOCALÓRICOS: ¡LA DIETÉTICA DEL FRACASO!

Todos los años, unos meses antes del período estival, casi todas las revistas publican a bombo y platillo sus famosos informes sobre adelgazamiento, que los jefes de redacción esperan como maná, ya que son una garantía de mayores tiradas. En realidad, no hacen más que responder a las expectativas de sus lectores en los que el «síndrome del traje de baño» empieza a hacer estragos.

Si bien de una publicación a otra los regímenes milagrosos propuestos para perder entre tres y cinco kilos antes del verano destacan por ofrecer variantes a cuál más estrambótica, tienen sin embargo todos un punto en común: proponen una fórmula hipocalórica.

Efectivamente, la dietética tradicional, la que tiene casa propia y puede hacer valer sus diplomas y sus hojas de servicios en los comedores de los hospitales, de las colectividades, o incluso de los restaurantes de las grandes cadenas hoteleras sigue funcionando según el sacrosanto principio de las calorías.

La historia contará sin duda algún día a este respecto que la humanidad jamás se había equivocado hasta tal punto al promover con obstinación un principio cuyo fracaso ha quedado patente de forma tan clara y permanente.

Mire a su alrededor y comprobará que aquellos que más se empeñan en contar las calorías son los que están siempre gordos, e incluso desarrollan a largo plazo auténticos casos de obesidad.

Efectivamente, el enfoque hipocalórico resulta totalmente ilusorio en lo relativo a la pérdida de peso. Puede incluso resultar peligroso ya que produce, en la mayoría de los casos, desequilibrios alimenticios que conducen a auténticas carencias, sin contar que es, muy a menudo, en caso de repetidas prácticas, el factor desencadenante de la obesidad.

EL MITO DE LA CALDERA

De forma absolutamente simplista, se ha comparado durante mucho tiempo el organismo humano con una caldera: si los aportes energéticos son superiores a lo que se gasta, no queda todo «quemado», con lo cual «lógicamente» el excedente queda en reserva y el sujeto engorda.

En otras palabras, si se considera de manera teórica que un sujeto que no lleva a cabo un trabajo muscular intenso necesita aproximadamente 2.500 calorías para asegurar sus gastos cotidianos, nos podemos plantear tres tipos de figura:

- Si aporta 3.000 calorías y crea un excedente que tendrá que almacenar: engordará «a la fuerza».
- Si aporta únicamente 2.000 calorías, creando así un déficit que obligará a su organismo a compensar recurriendo a su reserva de grasas, debería de adelgazar.
- Finalmente, si aporta 2.500 calorías, lo cual asegura el equilibrio entre las entradas y las salidas, su peso debería de permanecer estable.

Pensar de esta forma, tal y como lo hacen muchos presuntos «profesionales» de la dietética, equivale a prescindir de los fenómenos de adaptación y de regulación del cuerpo humano, a ocultar los diferentes mecanismos metabólicos, pero también equivale a negar las particularidades individuales que hacen de cada ser un individuo único.

Contrariamente a lo que algunos siguen creyendo, el obeso no tiene por qué ser alguien que come demasiado. En la mayor parte de los casos, incluso ocurre lo contrario.

También se ha observado estadísticamente (profesor Creff) que en una población de obesos:

- tan sólo un 15 % come demasiado
- un 34 % come lo normal, es decir, como los demás
- un 51 % come poco, e incluso muy poco en algunos casos.

De hecho, en el mundo del deporte competitivo, se puede observar que para mantener una estabilidad ponderal, los aportes calóricos pueden variar de 2.500 a 12.000 calorías no según la especialidad sino según los individuos.

El maratoniano Alain Mimoun mantenía su peso y realizaba perfectamente un duro entrenamiento consumiendo 2.000 calorías diarias, mientras que el ciclista Jacques Anquetil necesitaba unas 6.000 calorías para mantener su peso y asegurar su forma.

Aunque se mantenga curiosamente discreta a este respecto, la literatura médica ha publicado estudios que demuestran que la diferencia de aportes calóricos resulta insignificante según se trate de sujetos flacos, normales, gordos u obesos.

Los doctores Bellisle y Rolland-Cachera han estudiado particularmente esta cuestión clasificando sus muestras estadísticas en cinco clases de corpulencia en función del índice del BMI (ver capítulo XII).

Al examinar estas curvas observamos que no existe correlación entre la ración calórica cotidiana y la corpulencia, por lo tanto, los obesos y los gordos no comen más que los delgados y los flacos.

En cambio, en la clasificación de los niños en función de la profesión del padre, se observa que a igual corpulencia, los hijos de obreros comen más que los hijos de ejecutivos.

EL INSTINTO DE SUPERVIVENCIA

Todos aquellos que algún día han seguido un régimen hipocalórico saben que en un principio se obtienen generalmente buenos resultados, pero jamás se llega a estabilizarlos. En el peor de los casos, se llega incluso a ganar más peso todavía.

Así que trataremos de entender por qué examinando el comportamiento del organismo.

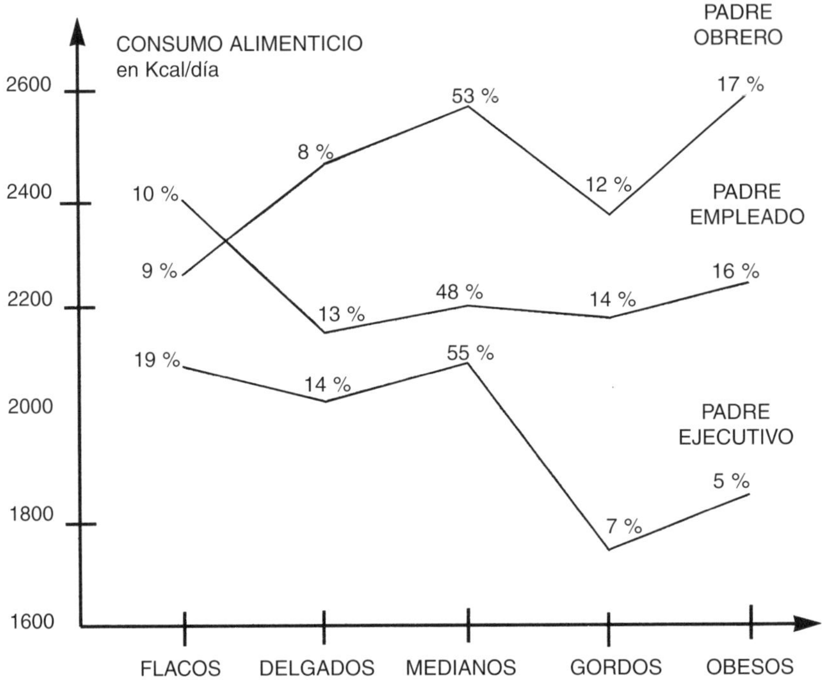

Corpulencia, consumo alimenticio y profesión del padre de niños de entre 7 y 12 años (según Rolland Cachera y Bellisle, 1986).

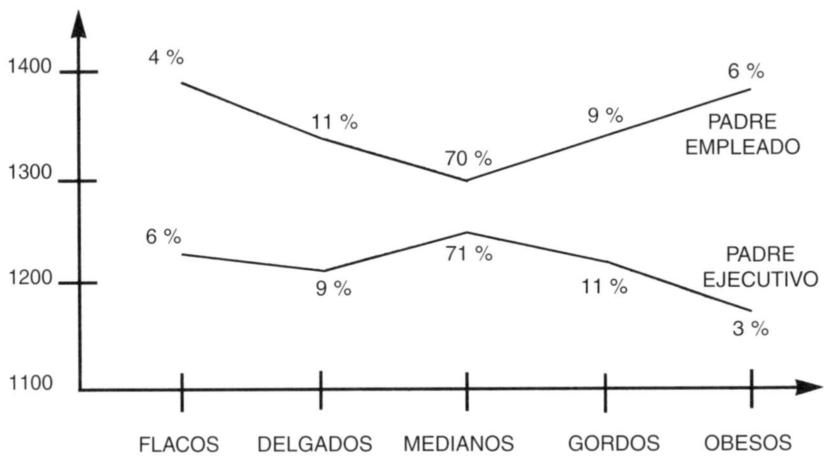

Corpulencia, consumo alimenticio y profesión del padre de niños de entre 1 y 3 años (según Bellisle, 1986).

Imaginemos que la ración diaria de un individuo sea de alrededor de 2.500 calorías y que sufra algo de sobrepeso.

Si reducimos la ración calórica a 2.000 siguiendo un enfoque hipocalórico clásico, crearemos un déficit de 500.

El organismo acostumbrado a recibir 2.500 calorías sufrirá una carencia e irá a buscar el equivalente de estas 500 calorías en su reserva de grasas. Se producirá por lo tanto el adelgazamiento correspondiente.

Al cabo de cierto tiempo, que puede variar entre un individuo y otro, observaremos que el adelgazamiento ya no se produce a pesar de que el régimen se haya mantenido.

Se ha producido un ajuste entre las entradas y las salidas.

Efectivamente, en la medida en que sólo recibe un aporte de 2.000 calorías, el organismo decide conformarse. Se produce entonces un estancamiento del peso.

Si decidimos prolongar la experiencia pensando que la pérdida de peso seguirá tras haber efectuado un intermedio, la decepción será todavía mayor. Nos daremos cuenta, en efecto, de que la curva de peso vuelve a adoptar deliberadamente una dirección ascendente.

Paradójicamente, engordamos a pesar de comer menos.

La explicación es sencilla. En realidad, el organismo humano está animado por un instinto de supervivencia que se pone en marcha en cuanto sufre una amenaza en términos de restricción. En la medida en que la reducción de sus aportes energéticos continúa, tras ajustar sus gastos en función de los aportes, su instinto de supervivencia le conducirá a reducir todavía más sus gastos hasta, por ejemplo, 1.700 calorías con tal de ahorrar 300 calorías y reconstituir así sus reservas.

No hay que olvidar que las privaciones derivadas de la escasez y de las hambrunas de antaño no están tan lejos. Y si bien su recuerdo está escondido en la memoria inconsciente, puede resurgir ante cualquier alerta.

El organismo humano está en realidad animado por el mismo instinto de supervivencia que el perro que entierra sus huesos a pesar de morirse de hambre.

Es curioso cómo el animal apela a su instinto de conservación y crea sus reservas precisamente cuando está hambriento.

Por otra parte, cuando está en situación de escasez, es decir, de subalimentación, el organismo se pone especialmente a la defensiva, y por lo tanto, no deja escapar ninguna ocasión para hacer reservas si se le presenta una oportunidad.

De hecho, los que han hecho a menudo regímenes hipocalóricos saben perfectamente que cualquier alteración del régimen, por ejemplo durante el fin de semana, puede hacerles recuperar de golpe hasta dos o tres kilos que habían tardado semanas en perder.

También es una de las razones por las cuales aconsejamos que no se salte ninguna comida, tal y como hace muy a menudo la gente que quiere adelgazar.

Efectivamente, al prescindir de comida a la hora indicada, el organismo se espanta y, debido a la frustración sufrida, aprovechará la siguiente comida para hacer reservas excesivas.

La costumbre que consiste en dar de comer al perro una vez al día (por razones prácticas evidentes) resulta igual de estúpida y puede explicar en muchos casos el sobrepeso ponderal de los animales domésticos.

De hecho, las experiencias realizadas con animales de laboratorio demuestran perfectamente que, ante la misma cantidad de comida diaria, los animales que sólo comen una vez desarrollan obesidad al cabo de un tiempo, mientras que los que reciben lo mismo repartido en cinco o seis comidas a lo largo del día, conservan un peso óptimo.

Es habitual comprobar que la obesidad de la mujer es más rebelde que la del hombre, lo cual tiene que ver con su particular fisiología.

Hay que saber que, en efecto, la masa grasa del organismo femenino es dos veces superior a la del hombre. Lo que ocurre en realidad es que su número de células grasas (adipocitos) es superior.

Hace tiempo que se sabe que la obesidad de la mujer se traduce, al igual que la del hombre, en un aumento del volumen de cada célula grasa, pero con la particularidad de que se produce una multiplicación del número de células. Lo dramático es que esta situación nunca es reversible. Aunque se pueda lograr reducir el volumen de una célula grasa, es imposible reducir su número después de que haya aumentado.

Sin embargo, algunos estudios han demostrado que el organismo femenino pone en marcha su instinto de supervivencia y fabrica nuevas células grasas (hiperplasia) especialmente cuando se encuentra en proceso de restricción alimenticia (régimen hipocalórico).

EL CÁLCULO CALÓRICO ES ABSURDO

Hay que reconocer que el cálculo calórico siempre es muy teórico e incluso totalmente aproximativo por las razones siguientes:

- *Cuando observamos las indicaciones dadas en las diferentes tablas, vemos que se produce, entre un libro y otro, importantes variaciones para el mismo alimento.*
- *El contenido calórico de los alimentos fluctúa de forma muy variable dependiendo de que los consumamos crudos o cocidos (con o sin grasas).*
- *La proporción de grasas (que hace variar de forma considerable el contenido calórico) puede oscilar mucho entre un trozo y otro, en el caso de la carne por ejemplo. Depende, en efecto, del modo de crianza del animal, del modo de preparación y del modo de cocción.*
- *El cálculo (teórico) calórico jamás toma en consideración las condiciones de absorción de los lípidos y de los glúcidos en el intestino delgado, que quedan modulados en función de la presencia o no de la fibra en la comida.*

Una importante proporción de fibras (especialmente las solubles) aportadas por las verduras o las leguminosas pueden efectivamente reducir de forma sustancial la absorción de estas calorías.

- *En cuanto a los quesos fermentados, los trabajos de L. Fakambi han demostrado que si bien son ricos en calcio (gruyer), este último atrapa parte de las grasas que no son absorbidas. Las calorías correspondientes acaban así en las deposiciones.*
- *La «naturaleza» de las calorías influye también en su futuro. Las grasas saturadas, por ejemplo, son más fáciles de almacenar, mientras que las grasas poliinsaturadas (omega 3, por ejemplo) son utilizadas, y por lo tanto, quemadas más fácilmente.*
- *Finalmente, el simple cálculo calórico no toma en consideración la hora a la que se consumen los alimentos. Está demostrado que el consumo de los glúcidos, de los lípidos y de las proteínas varía según las horas del día e incluso según las estaciones (cronobiología), pero también está en función del entorno químico encontra-*

do por los alimentos al llegar al intestino y que depende de la naturaleza de los nutrientes y de su orden de llegada, así como de su volumen. Por todas estas razones, resulta absurdo llevar a cabo el cálculo calórico sin tener en cuenta estos indicadores adicionales.

Más tarde, esto le permitirá recuperar más rápidamente su obesidad perdida, y sobre todo aumentar su volumen, ya que habrá aumentado también su capacidad.

El régimen hipocalórico, además de ilusorio e ineficaz tal como hemos demostrado, sería peligroso, ya que a largo plazo consolidaría el potencial de obesidad, al aumentar de forma insidiosa el capital de células grasas.

Cuando estudiamos la historia de un obeso, como ha hecho el doctor J. P. Ruasse, nos damos cuenta, en la mayoría de los casos, de que lo esencial en este hipersobrepeso ponderal ha sido únicamente creado, a lo largo de varios años, por el hecho de haber seguido sucesivos regímenes hipocalóricos.

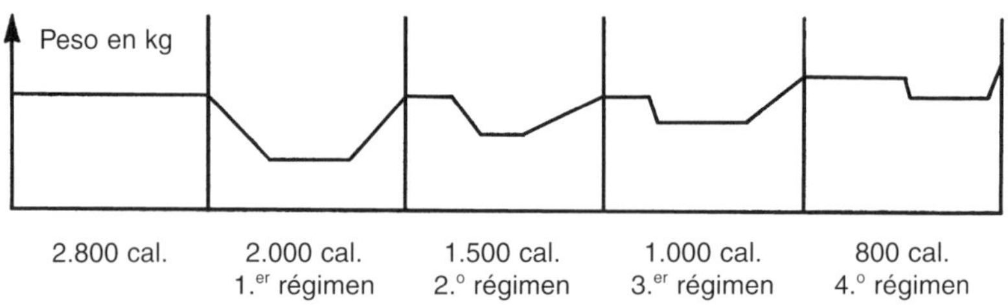

El calvario del subalimentado o el martirio del obeso.

El calvario del subalimentado o el martirio del obeso

Podemos observar en este ejemplo que, a partir de un peso estabilizado en 90 kg, con una alimentación de 2.800 calorías, el individuo acaba llegando a los 100 kilos al cabo de pocos años cuando tan sólo consume 1.000 calorías. Cada vez que se ha introducido un nuevo régimen hipocalórico, podemos observar las tres fases: adelgazamiento, estabilización y recuperación del peso. Es importante señalar que cuando se ponen en marcha nuevos regímenes, su rendimiento es cada vez menor. Al principio, la curva vuelve más o menos al valor de partida, pero a medida que avanzamos en el tiempo, se produce un aumento adicional de peso. Así que tras haberse obstinado en perder cinco kilos, cuando se habían estabilizado a ese nivel, algunas personas acaban, quince años más tarde, con un sobrepeso ponderal de veinte kilos, estando además completamente subalimentadas.

Todos los días, los médicos se encuentran así entre su clientela con sujetos que a cambio de un racionamiento severamente controlado y enormes frustraciones fundamentadas en regímenes de 800 calorías, no solamente no logran adelgazar, sino que en la mayoría de los casos siguen ganando kilos.

La situación es especialmente dramática, ya que con semejantes regímenes de miseria, las personas sufren una carencia total de nutrientes indispensables (ácidos grasos esenciales, sales minerales, vitaminas), lo cual se traduce en una debilidad muy grande (cansancios crónicos) y también en una gran vulnerabilidad frente a la enfermedad, ya que sus medios de defensa se han reducido a su mínima expresión. Muchas de estas personas acaban sufriendo grandes depresiones, e incluso padecen anorexia.

Tan sólo les queda entonces cambiar de especialista: dejar al especialista en nutrición e ir al psiquiatra.

El profesor Bronwell de la Universidad de Pensilvania ha estudiado este fenómeno con ratas de laboratorio cuya alimentación consiste en alternar regímenes ricos y regímenes pobres en calorías.

Los animales ganan y pierden peso, pero el ritmo de aumento y de pérdida varía con cada nuevo régimen. Durante el primer régimen, la rata pierde peso en cuarenta y seis días. Durante el segundo régimen, la rata pierde el mismo peso en cuarenta y cuatro días y recupera el total en catorce días. Entonces, la pérdida de peso es cada vez más difícil de obtener y su recuperación cada vez más rápida. Queda así demostrado que el metabolismo se adapta a la reducción calórica.

Todo déficit calórico puede efectivamente reducir los gastos metabólicos en más de un 50 %, pero en cambio todo retorno a la normalidad, aunque reducido, viene acompañado por una recuperación de peso. Finalmente, cuanto mayor es la diferencia entre el régimen y la alimentación habitual, más rápidamente se produce la recuperación ponderal.

Sin embargo, a pesar de la notoriedad del efecto de estos «regímenes-acordeón» que conducen a una variación del peso en forma de yoyó y a una resistencia progresiva frente a cualquier adelgazamiento, paradójicamente los especialistas lo denuncian con timidez, como si hubiera una especie de conspiración de silencio. Es como si temiéramos tener que reconocer ahora que llevamos sesenta años equivocándonos.

Curiosamente, el propio público, que es el primero en pagar sus consecuencias y sufrirlas, no está dispuesto a aceptar la verdad.

Un día aproveché la oportunidad que me brindaba mi participación en un gran debate televisivo sobre la obesidad para abordar el tema durante unos minutos, pero sin éxito. Como se trataba de un programa grabado, ese fragmento fue sencillamente omitido en el momento de la difusión, sin duda por su falta de interés.

Una periodista, famosa por la seriedad de sus escritos sobre salud, cuenta que publicó un largo artículo en el que denunciaba los regímenes hipocalóricos y explicaba, como acabamos de hacer, sus peligros. Resultado: ¡un fracaso total! Ni una sola carta al director, ¡una indiferencia absoluta! Mientras tanto, cualquier tipo de «régimen milagroso» cosecha siempre un gran éxito.

Hay que decir que el «fenómeno hipocalórico» ha adquirido en nuestra sociedad occidental una auténtica dimensión cultural. Tanto aquí como en Estados Unidos, ha quedado institucionalizado a todos los niveles.

¿Cómo vamos a poner en duda un principio que sigue estando presente en el programa de todas las facultades de medicina, que constituye la propia base de la educación impartida en los centros de dietética oficiales y que sigue estando vigente en todos los comedores de colectividades, de hospitales, de escuelas y de empresas?

¿Cómo podemos poner en duda un principio que sirve de base de una parte importante del tejido económico de nuestras sociedades occidentales?

La industria agroalimentaria vive actualmente un gran momento, e incluso en algunos países es una de las industrias más prósperas.

Cuando visitamos un salón como el de la industria alimentaria, resulta evidente que gran parte de los esfuerzos de los industriales en términos de desarrollo se inscriben en la lógica hipocalórica. Todos los estudios de mercadotecnia son categóricos: ése es el sentido hacia el que hay que orientarse, ¡es el mercado del futuro! Por lo tanto, los nuevos productos se elaborarán sobre esta base.

Las cadenas hoteleras también están afectadas por el virus de la baja caloría. Muchas de ellas ya ofrecen menús bajos en calorías en su carta de restaurante. Otras han creado secciones separadas en las que un especialista en dietética hace las veces de jefe de comedor.

Ni siquiera la talasoterapia ha querido quedarse atrás, y en sus anuncios todos los centros presumen de sus «regímenes adelgazantes», avalados, en el mejor de los casos, por los cocineros más famosos.

El desafío económico es tan grande que resulta difícil imaginarse que el sistema se eche para atrás. Sin embargo, de aquí a pocos años no le quedará más remedio.

Al menos ése es mi pronóstico.

La postura actual de las autoridades médicas no es tanto la de una conspiración de silencio como la de estar en un gran aprieto.

En los congresos médicos, se habla de ello de forma encubierta, mencionándolo de vez en cuando, pero oficialmente se evita el tema con delicadeza.

Algunos médicos especialistas en nutrición se aventuran en ocasiones a insinuar el tema en algunas de sus intervenciones públicas. El profesor Arnaud Basdevant declaró en una emisora de radio de provincias: «La mejor manera de engordar es imponerse regímenes demasiado restrictivos».

Tan sólo el profesor Apfelbaum tuvo la valentía de declarar, ante dos mil colegas suyos «estupefactos», en el Congreso Internacional sobre la Obesidad en Amberes en septiembre de 1993: «¡Sí! ¡Todos nos hemos equivocado!». Hay que señalar que le fue fácil abandonar los estereotipos ya que poco tiempo después se jubilaba.

II

LOS PARÁMETROS ALIMENTARIOS

Si quiere llegar a realizar una auténtica gestión de su alimentación, que es ni más ni menos la clave del control de su peso, la primera etapa de su formación consistirá en aprender y reconocer los alimentos de los que dispone normalmente.

Sin embargo, ha de saber que este capítulo tiene a la fuerza un carácter un poco técnico. Pero tranquilícese, cualquiera puede asimilarlo.

Cuando emprende el aprendizaje de cualquier disciplina (en el deporte, por ejemplo) tiene que superar previamente una etapa ineludible que consiste en asimilar la técnica de base. A partir de ese momento, podrá empezar a progresar.

Algunas informaciones facilitadas en este capítulo le resultarán familiares *a priori* y quizá le entren ganas de obviar su lectura. Pero precisamente aquí tendrá que redoblar su atención ya que habrá oído tantas cosas erróneas en el ámbito de la nutrición que más vale que se muestre precavido.

Antes que nada, hay que saber que los alimentos están compuestos de nutrientes, es decir, de sustancias asimilables por el organismo y destinadas a mantenerlo con vida.

Podemos clasificarlos en dos categorías:

- *los nutrientes energéticos*, cuyo papel consiste al mismo tiempo en abastecer de energía y en servir de materia prima a numerosas síntesis para la construcción y la reconstrucción de la materia viva. Incluyen:

—las proteínas (o prótidos)
—los glúcidos (o hidratos de carbono)
—los lípidos (o grasas)

- *los nutrientes no energéticos*, necesarios para la asimilación y el metabolismo de los anteriores, algunos de los cuales sirven de catalizador para las innumerables reacciones químicas en las que intervienen. Se trata de las fibras, el agua, las sales minerales, los oligoelementos, las vitaminas.

LOS NUTRIENTES ENERGÉTICOS

LAS PROTEÍNAS

Las proteínas son sustancias orgánicas de origen animal o vegetal que forman la trama de las estructuras celulares del organismo.

Están formadas por numerosos aminoácidos que constituyen su elemento de base.

El organismo puede fabricar algunos aminoácidos. En cambio, otros deben proceder de la alimentación, ya que el cuerpo no sabe sintetizarlos.

Aminoácidos que el organismo puede fabricar	*Aminoácidos que deben ser aportados imperativamente por la alimentación*
La alfa-alanina	La isoleucina
La arginina	La leucina
El ácido aspártico	La lisina
La cisteína	La metionina
El ácido glutámico	La fenilalanina
La glicocola	La treonina
La histidina	El triptófano
La nor-leucina	La valina
La prolina	
La serina	
La tirosina	

Las proteínas pueden tener dos orígenes:

- *origen animal*: se encuentra en las carnes, los menudos, los embutidos, el pescado, los mariscos, los huevos, la leche, los productos lácteos y el queso
- *origen vegetal*: se encuentra en la soja, las algas (espirulina), las almendras, las nueces, pero también en los cereales y las leguminosas (judías, lentejas...).

Es imprescindible seguir una alimentación rica en proteínas:

- para la construcción de las estructuras celulares y especialmente la de los glóbulos
- para fabricar algunas hormonas y neurotransmisores (tiroxina y adrenalina)
- como fuente eventual de energía si fuera necesario
- para el mantenimiento del sistema muscular
- para constituir los ácidos biliares y los pigmentos respiratorios. Con excepción de los huevos, ningún alimento aporta un conjunto completo y equilibrado de aminoácidos. La ausencia de un aminoácido indispensable puede, por lo tanto, constituir un «factor limitante» capaz de dificultar la asimilación de los demás.

Así pues, es indispensable llevar a la vez una alimentación de origen animal y vegetal.

Una alimentación constituida exclusivamente por vegetales conduciría a un desequilibrio seguro.

En cambio, un régimen vegetariano que incluya huevos y productos lácteos es muy aceptable (ver anexo II).

Un aporte proteínico basado únicamente en la carne y el pescado comportaría una falta de lisina, lo cual podría dificultar la absorción de los otros aminoácidos.

La ración diaria mínima de proteínas es de alrededor de 60 g para el niño y de 90 g para el adolescente. Un adulto debería consumir un gramo diario de proteínas por kilo de peso, con un mínimo de 55 g/d para la mujer y de 70 g/d para el hombre.

Los deportistas de alto nivel que quieran aumentar su masa muscular podrían ingerir hasta dos gramos diarios de proteínas por kilo.

En la práctica, una persona de 80 kilos debería tomar cada día 40 g de proteínas animales y 40 g de proteínas vegetales, que podrían quedar repartidas de la forma siguiente:

Las proteínas deberían representar un mínimo de un 15 % de nuestra alimentación diaria.

Pero el aporte proteínico puede, sin ningún problema, ser mayor (entre 1,2 y 1,5 g de proteínas por kilo y por día),

Comidas	*Alimentos*	*Proteínas animales*	*Proteínas vegetales*
Desayuno	200 ml de leche	7	
	60 g de pan integral		5
	15 g de cacao		5
Almuerzo	100 g de pescado	18	8
	50 g de pasta integral		5
	1 yogur	5	
Cena	250 g de lentejas		20
	50 g de queso 0 %	10	
	60 g de pan integral		5
Total		40 g	40 g

a condición de que se beba lo suficiente para eliminar los desperdicios del metabolismo de las proteínas (ácido úrico, urea, ácido láctico). Un aumento del aporte proteínico puede resultar una ayuda eficaz en la fase de adelgazamiento. En primer lugar, porque su metabolización supone un gasto energético mayor del de otros nutrientes, pero también porque permite alcanzar con mayor rapidez un nivel de saciedad satisfactorio. Según el profesor D. Tomé «en el caso del adulto, parece que las capacidades de regulación le permiten adaptarse a un amplio segmento comprendido entre 0,6 y 2 g/kg/d de aporte proteínico sin aparentes repercusiones importantes sobre la salud». (Chole-doc.n.°45 ene/feb.98)

LOS GLÚCIDOS (O HIDRATOS DE CARBONO)

Los glúcidos (también llamados azúcares) son moléculas compuestas por carbono, oxígeno e hidrógeno. Se metabolizan en glucosa, la cual constituye una importante fuente energética para el organismo, en especial porque es rápidamente movilizable.

Se pueden distinguir varios tipos de glúcidos en función de la complejidad de sus moléculas.

Clasificación de los glúcidos en función de la complejidad de sus moléculas

Los glúcidos con una sola molécula (azúcares simples):

- *la glucosa*, que se encuentra en la miel y en la fruta
- *la fructosa*, que también se encuentra en la miel y en la fruta
- *la galactosa* de la leche.

Los glúcidos con dos moléculas (azúcares dobles):

- *la sacarosa* (azúcar blanco extraído de la remolacha o de la caña de azúcar) compuesta por glucosa + fructosa
- *la lactosa* (glucosa + galactosa), que es el glúcido de la leche de los mamíferos
- *la maltosa* (glucosa + glucosa), que es el azúcar principal de la cerveza, también presente en el maíz.

Los glúcidos con varias moléculas (azúcares complejos):

El almidón, cuya estructura incluye centenares de moléculas de glucosa, que encontramos en:

- los cereales: trigo, maíz, arroz
- los tubérculos: patata, ñame, aguaturma
- las raíces: colinabo
- las leguminosas: judías, lentejas, guisantes, garbanzos, habas, soja, quinoa.

¡LA CLASIFICACIÓN EN AZÚCARES LENTOS Y AZÚCARES RÁPIDOS ES ERRÓNEA!

Durante mucho tiempo, los glúcidos han quedado clasificados en dos categorías bien diferenciadas, en función de lo que se pensaba que era su velocidad de asimilación por parte del organismo: azúcares rápidos por una parte y azúcares lentos por otra.

Con el nombre de «azúcares rápidos» figuraban los azúcares simples y los azúcares dobles tales como la glucosa y la sacarosa que se encuentra en el azúcar refinado (de caña o de remolacha), la miel y la fruta.

La denominación «azúcares rápidos» se fundamentaba en la idea de que, debido a la sencillez de la molécula de hidrato de carbono, su asimilación por el organismo se realizaba rápidamente, poco después de la ingestión.

En cambio, en la categoría de «azúcares lentos» se incluían todos los glúcidos cuya molécula compleja tenía que sufrir una transformación química en azúcares simples (glucosa) durante la digestión, como ocurre con el almidón de las féculas, cuya liberación de glucosa en el organismo se llevaba a cabo (al menos eso se pensaba) de forma lenta y progresiva.

Hoy en día, esta clasificación ha sido totalmente superada, pues corresponde a una opinión errónea.

Los recientes experimentos nos demuestran, en efecto, que *la com-*

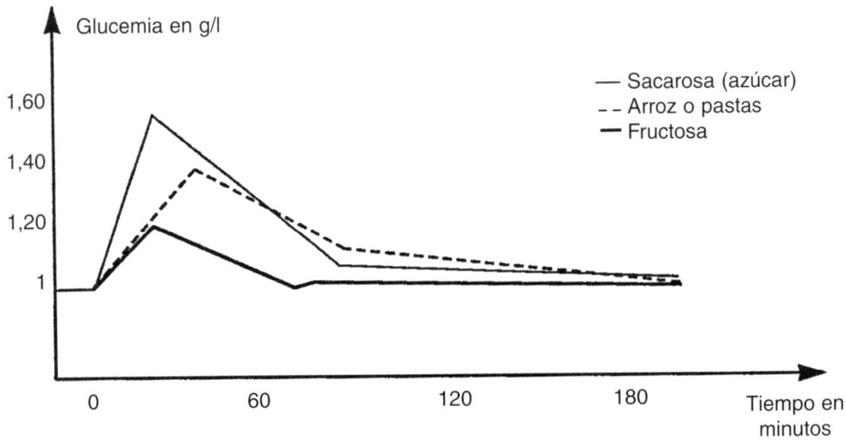

plejidad de la molécula de hidrato de carbono no condiciona la rapidez con la cual la glucosa se desprende y queda asimilada por el organismo.

Ahora podemos observar que el tope glucémico de todos los glúcidos (es decir, su absorción máxima), estudiado de forma aislada y en ayunas, tiene lugar en el mismo lapso de tiempo (aproximadamente media hora después de su ingestión).

Por lo tanto, en lugar de considerar la velocidad de asimilación, conviene estudiar los glúcidos en función del aumento de la glucemia que inducen, es decir, de la cantidad de glucosa producida.

Todos los científicos (ver bibliografía) admiten que a partir de ahora, la clasificación de los glúcidos debe hacerse en función de *su poder hiperglucemiante*, definido por el concepto de índice glucémico.

Pero para entender correctamente la noción de índice glucémico, cuyo manejo es uno de los fundamentos del Método Montignac, conviene en primer lugar descubrir una noción esencial, la de glucemia.

¿Qué es la glucemia?

Recordemos, en primer lugar, que la glucosa es una importante fuente de carburante para el organismo. Resulta fundamental para el funcionamiento del cerebro.

Por esa razón, está siempre presente en la sangre. Esta presencia queda identificada por la llamada tasa de glucemia, que en ayunas es «normalmente» de 1 g de glucosa (azúcar) por litro de sangre.

Cuando disminuye por debajo de esta norma, la secreción del gluca-

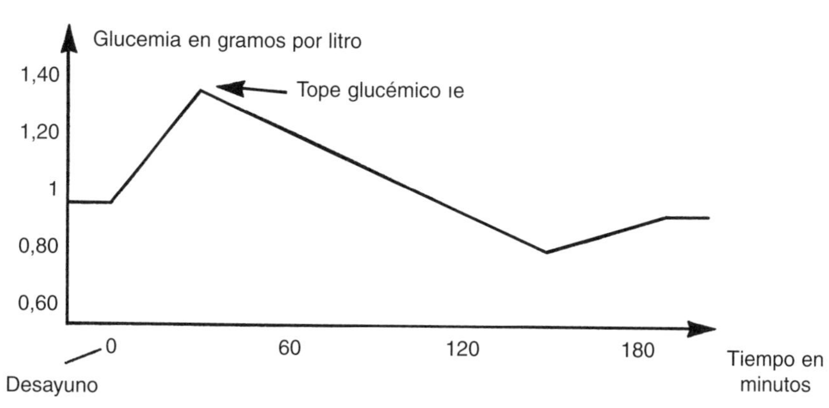

gón, una hormona pancreática, tiene como efecto el restablecimiento de la tasa a su nivel normal.

Sin embargo, cuando comemos un glúcido, la absorción de la glucosa correspondiente se traducirá en un aumento de la glucemia.

En un principio, la glucemia aumentará (más o menos según la naturaleza del glúcido) hasta alcanzar un máximo llamado tope glucémico. El páncreas (que es un órgano capital en la regulación de los procesos metabólicos) segregará entonces otra hormona, la insulina, cuyo objetivo es expulsar la glucosa sobrante de la sangre para almacenarla en otra parte (hígado, músculos) donde podrá ser utilizada en caso de necesidad.

De esta manera, en una segunda fase, bajo el efecto de la insulina, la tasa de glucemia disminuye y, en una tercera, vuelve a la normalidad.

El índice glucémico

El poder glucemiante de cada glúcido queda definido por su capacidad glucémica y se mide por el índice glucémico establecido en 1976. Este índice corresponde a la superficie del triángulo de la curva de hiperglucemia inducida por el glúcido ingerido.

Se otorga arbitrariamente a la glucosa el índice 100, que representa la superficie del triángulo de la curva de hiperglucemia correspondiente.

El índice glucémico de los otros glúcidos queda así calculado según la fórmula siguiente:

$$\frac{\text{Superficie del triángulo sometido a prueba}}{\text{Superficie del triángulo de la glucosa}} \times 100$$

El índice glucémico es tanto más elevado cuanto más fuerte es la hiperglucemia inducida por el glúcido.

Hay que subrayar que el tratamiento industrial o el modo de preparación y de cocción de los glúcidos hace aumentar su índice glucémico (copos de maíz 85, maíz 70, patatas instantáneas 95, patatas hervidas 70).

Por otra parte, sabemos que no solamente la composición del almidón (relación amiloidosis/amilopectina), sino también la cantidad de proteínas y de fibras, y la calidad de las fibras del alimento glucídico hacen que su índice sea bajo o elevado (pan muy blanco, de hamburguesas: 95; pan blanco: 70; pan completo: 50; pan integral: 40; arroz blanco: 70; arroz integral: 50).

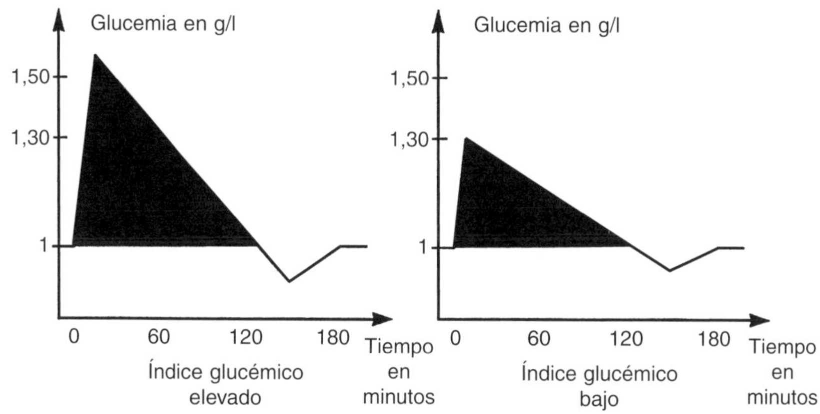

En un afán de simplificación, propongo por lo tanto clasificar los glúcidos en dos categorías: «los glúcidos buenos» (con un índice glucémico bajo) y «los glúcidos malos» (con un índice glucémico elevado), pues ésta es la distinción que, en los capítulos siguientes, le permitirá descubrir, entre otras cosas, las razones de su gordura.

Los glúcidos «malos»

Son todos los glúcidos cuya asimilación provoca un fuerte aumento de glucosa en la sangre (hiperglucemia).

Es el caso del azúcar de mesa bajo todas sus formas (puro o combinado con otros nutrientes, como es el caso de los pasteles), y también es el caso de todos los glúcidos refinados industrialmente, como las harinas blancas y el arroz blanco, así como las patatas y el maíz.

Los glúcidos «buenos»

Contrariamente a los anteriores, son los glúcidos cuya asimilación por el organismo es débil y que provocan por lo tanto un aumento reducido de la glucosa en la sangre (glucemia).

TABLA DE ÍNDICES GLUCÉMICOS

Glúcidos con índices glucémicos elevados		*Glúcidos con índices glucémicos bajos*	
Maltosa (cerveza)	110	Arroz integral	50
Glucosa	100	Arroz Basmati largo	50
Patatas al horno	95	Guisantes en conserva	50
Patatas fritas	95	Boniato	50
Harina de arroz	95	Pastas integrales (trigo integral)	50
Almidones modificados	95	Espaguetis al dente	45
Puré de patatas	90	Guisantes frescos	40
Patatas fritas industriales	90	Cereales integrales (sin azúcar)	40
Miel	85	Copos de avena	40
Pan muy blanco (hamburguesa)	85	Frijoles	40
Zanahorias cocidas	85	Zumo de frutas fresco sin azúcar	40
Copos de maíz, palomitas	85	*Pumpernickel* (pan negro alemán)	40
Arroz de cocción rápida	85	Pan de centeno integral	40
Pastel de arroz	85	Pan 100 % integral	40
Arroz inflado	85	Helados con alginatos	40
Habas cocidas	80	Pasta integral al dente	40
Calabaza	75	Higos, orejones	35
Sandía	75	Maíz indio	35
Azúcar (sacarosa)	70	Arroz salvaje	35
Pan blanco	70	Quinoa	35
Cereales refinados dulces	70	Zanahorias crudas	30
Barritas de chocolate	70	Productos lácteos	30
Patatas hervidas peladas	70	Judías secas (alubias)	30
Colas, sodas	70	Lentejas pardinas amarillas	30
Galletas	70	Garbanzos	30
Maíz «moderno»	70	Otras frutas frescas	30
Arroz blanco	70	Judías verdes	30
Tallarines, raviolis	70	Fideos de soja	30
Pasas	65	Mermelada de fruta sin azúcar	22
Pan moreno	65	Lentejas verdes	22
Patatas cocidas con piel	65	Guisantes majados	22
Remolacha	65	Chocolate amargo (más de un 70 % de cacao)	22
Confituras	65	Fructosa	20
Sémola refinada	60	Soja, cacahuetes	15
Arroz largo	60	Albaricoque fresco	15
Plátano, melón	60	Verduras, tomate, berenjena, calabacín, ajo, cebolla...	< 15
Espaguetis blancos muy cocidos	55		
Galleta polvorón	55		

Es el caso de los cereales integrales completos (harinas no refinadas), del arroz integral y especialmente de algunas féculas, como las lentejas y las judías secas, pero es sobre todo el caso de la mayoría de las frutas y de todas las hortalizas clasificadas en la categoría de las fibras alimenticias (puerros, berzas, brécol, col, lechuga, judías verdes...) y que contienen todas cierta cantidad de glúcidos.

LOS LÍPIDOS (O GRASAS)

Son moléculas complejas, comúnmente llamadas ácidos grasos.

Según su origen, se distinguen dos grandes categorías de lípidos:

- *los lípidos de origen animal:*
  Son las grasas contenidas en la carne, el pescado, la mantequilla, los huevos, el queso, la nata, etc.
- *los lípidos de origen vegetal:*
  Son los aceites de cacahuete, de oliva, de nueces y las margarinas.

También podemos clasificar los lípidos en tres categorías de ácidos grasos:

- *los ácidos grasos saturados*, que se encuentran en la carne, los embutidos, los huevos y los productos lácteos enteros (leche, mantequilla, nata, queso)
- *los ácidos grasos monoinsaturados*, que se encuentran sobre todo en el aceite de oliva, las grasas de oca y de pato, el paté
- *los ácidos grasos poliinsaturados vegetales*, en el aceite de semillas (especialmente de girasol), frutas oleaginosas. Mediante la hidrogenación de un ácido graso poliinsaturado, éste se endurece hasta llegar a la fabricación de margarina
- *los ácidos grasos poliinsaturados animales*, que se encuentran principalmente en el pescado, pero también en el marisco.

Los lípidos son necesarios para la alimentación. Suministran energía almacenable y disponible en cualquier momento en función de las necesidades del organismo. Se encargan de la formación de las membranas y de las células, y entran en la composición de los tejidos, principalmente del sistema nervioso.

Veremos más tarde que hay que distinguir entre grasas buenas y malas.

Además, los alimentos lipídicos tienen numerosas vitaminas (A, D, E, K) y ácidos grasos esenciales (ácido linoleico y ácido linolénico) y sirven para la elaboración de diversas hormonas.

En general, comemos demasiadas grasas malas. Las frituras, los buñuelos, las salsas inútiles y la cocción grasa han invadido nuestra alimentación, cuando en realidad se puede hacer una cocina más ligera e igual de buena sin abusar de ellos.

Algunos lípidos provocan una elevada tasa de colesterol sanguíneo, pero en realidad existen dos tipos de colesterol, el «bueno» y el «malo». El objetivo es mantener el colesterol total en una tasa normal, tratando de reunir todas las condiciones para que la tasa de colesterol «bueno» (HDL colesterol) sea lo más alta posible, y la tasa de colesterol «malo» (LDL colesterol) lo más baja posible.[1] Hay que saber que no todos los lípidos favorecen el aumento del colesterol «malo». Es más, algunos incluso tienden a hacerlo disminuir sensiblemente.

De hecho, para ser totalmente objetivos, habría que clasificar las grasas en tres categorías:

- *grasas que aumentan el colesterol:*
  Son las grasas saturadas que se encuentran en la carne, los embutidos, la mantequilla, el queso, la manteca de cerdo, los productos lácteos enteros y el aceite de palma
- *grasas que tienen poca acción sobre el colesterol:*
  Son las que se hallan en los crustáceos, los huevos y las carnes de ave (sin piel)
- *grasas que hacen bajar el colesterol:*
  Son los aceites vegetales: oliva, colza, girasol, maíz, etc.

En cuanto al pescado, sus grasas no intervienen realmente en el metabolismo del colesterol, pero previenen las enfermedades cardiovasculares al reducir los triglicéridos y evitar las trombosis. Por lo tanto, conviene comer pescado graso (salmón, atún, caballa, arenque, sardina).

1. Ver capítulo VIII sobre la hipercolesterolemia.

El método de adelgazamiento que le propongo en este libro se basa esencialmente en la elección entre glúcidos «buenos» y «malos». Pero, de la misma manera, le recomendaré elegir entre lípidos «buenos» y «malos», si tiene tendencia al colesterol, para así protegerle para siempre frente a semejante riesgo y para prevenir las enfermedades cardiovasculares en general.

LOS NUTRIENTES NO ENERGÉTICOS

LAS FIBRAS ALIMENTICIAS

Son sustancias que contienen especialmente los glúcidos de bajo índice glucémico: verduras, leguminosas, frutas y cereales enteros. También se encuentran en los alimentos llamados integrales.

Aunque no tengan *a priori* ningún valor energético, las fibras alimenticias desempeñan un papel fundamental en la digestión.

Existen dos tipos de fibras:

- *las fibras insolubles* (celulosa, hemicelulosa), que permiten un buen tránsito intestinal y cuya ausencia (o por lo menos insuficiencia) provoca la mayoría de los estreñimientos
- *las fibras solubles* (gomas, pectinas) que limitan la absorción digestiva, especialmente de los lípidos, reduciendo así el riesgo de arteriosclerosis.

Los alimentos ricos en fibras son ricos en vitaminas, en oligoelementos,[2] en sales minerales, y su insuficiencia puede acarrear graves carencias.

Por otra parte, las fibras tienen la ventaja de limitar los efectos tóxicos de algunas sustancias químicas, como los aditivos y los colorantes. Según la opinión de médicos gastroenterólogos, algunas fibras tienen la facultad de proteger el colon y el recto frente a numerosos riesgos, especialmente frente al cáncer digestivo.

2. Oligoelementos: metales o metaloides presentes en dosis infinitesimales en el cuerpo humano que son necesarios como catalizadores para algunas reacciones químicas del organismo.

En las últimas décadas, el aumento del nivel de vida en los países industrializados se ha traducido en una importante disminución del consumo de fibra.

Actualmente, los franceses consumen menos de 20 g de fibra al día (los norteamericanos, menos de 10 g) cuando el consumo diario aconsejable es de entre 30 y 40 g.

En 1925, el consumo de legumbres secas (especialmente ricas en fibra) era, en Francia, de 7,3 kg por habitante y año. Hoy en día, sólo llega a 1,3 kg, es decir, 5,6 veces menos.

Las pastas siempre han sido la base de la alimentación de los italianos. Pero hace 30 años, la parte esencial de su alimentación se componía de verduras (ricas en fibra) y pastas integrales, es decir, elaboradas con harinas sin refinar que conservan la fibra del trigo.

Hoy en día, con el aumento del nivel de vida, la carne suele sustituir a las leguminosas y a las verduras. Y las pastas se elaboran con harinas blancas, refinadas, es decir, de las que se ha eliminado la fibra. Según las autoridades sanitarias italianas, esta situación explica no solamente el aumento de la obesidad, sino también, y sobre todo, la alarmante proliferación del cáncer digestivo.[3]

ORIGEN DE LAS FIBRAS Y CONCENTRACIÓN POR 100 G DE ALIMENTOS

Cereales		*Legumbres secas*		*Frutos secos oleaginosos*	
Salvado	40 g	Alubias	25 g	Coco seco	24 g
Pan integral	13 g	Higos secos	18 g	Almendras	14 g
Harina integral	9 g	Guisantes	23 g	Pasas	7 g
Arroz integral	5 g	Lentejas	12 g	Dátiles	9 g
Arroz blanco	1 g	Garbanzos	2 g	Cacahuetes	8 g
Pan blanco	2.5 g				

Verduras				*Fruta fresca*	
Guisantes cocidos	12 g	Col	4 g	Frambuesa	8 g
Perejil	19 g	Rábanos	3 g	Pera con piel	3 g
Espinacas cocidas	7 g	Setas	2.5 g	Manzana con piel	3 g
Mate	5 g	Zanahorias	2 g	Fresa	2 g
Alcachofas	4 g	Lechuga	2 g	Melocotón	2 g

3. Ver publicaciones del profesor Giacosa, jefe del servicio de Nutrición del Centro Nacional de Investigación del Cáncer de Génova.

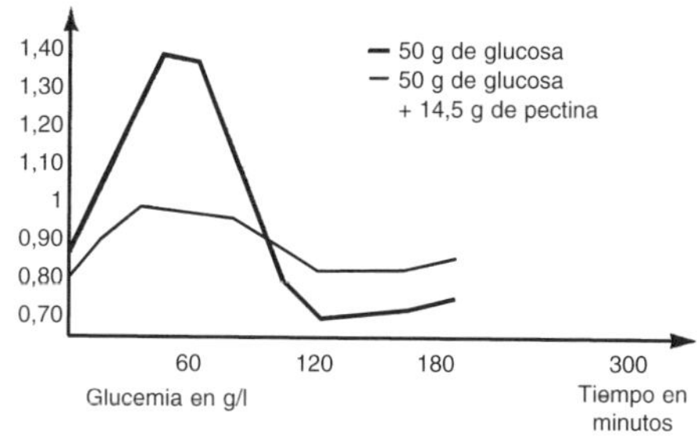

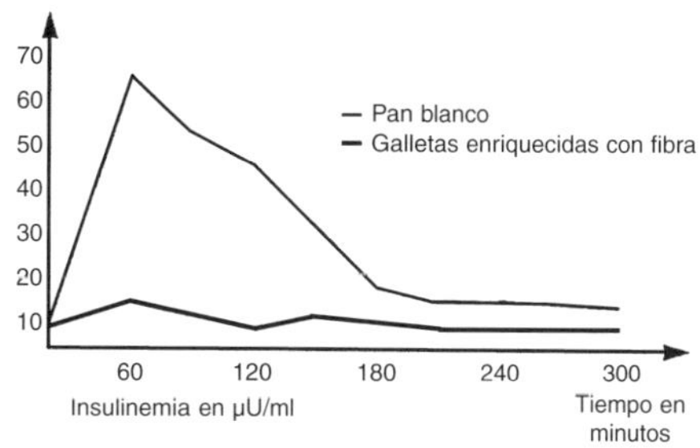

Está demostrado que las fibras tienen indirectamente una incidencia benéfica sobre la obesidad. Si se las incluye en la alimentación disminuyen tanto la glucemia como la insulinemia, es decir, la tasa de insulina en la sangre, que es, tal y como veremos en el capítulo siguiente, el almacén de las grasas sobrantes. Los esquemas de esta página demuestran perfectamente que la asociación de fibras en el consumo de un glúcido que tenga un alto índice glucémico supone una disminución de la glucemia y de la insulinemia.

RESUMEN

Las proteínas son sustancias contenidas en numerosos alimentos de origen animal y vegetal. Se encuentran en la carne, el pescado, los huevos, los productos lácteos (incluso los descremados), las leguminosas, los alimentos integrales y algunos derivados de la soja. Son indispensables para el organismo y no engordan.

Los glúcidos o hidratos de carbono son sustancias que se metabolizan en glucosa. Se encuentran en alimentos con sabor dulce (fruta, miel), o bajo forma de almidón, en las féculas (leguminosas, harina, raíces, tubérculos, cereales y derivados). El consumo de los glúcidos se efectúa (en ayunas) en el mismo lapso de tiempo después de su ingestión. Por eso la antigua clasificación de los glúcidos en azúcares «lentos» y azúcares «rápidos» es errónea. Su clasificación se tendrá que hacer en función de su poder glucemiante, medido por el índice glucémico. Podemos así distinguir entre los «glúcidos buenos» con índice bajo y los «glúcidos malos» con índice glucémico elevado.

Los lípidos son sustancias cuyo origen puede ser tanto animal como vegetal. Se trata de los ácidos grasos de la carne, los embutidos, el pescado, los productos lácteos o los aceites (oliva, girasol, nuez, etc.). Al-

gunos ácidos grasos pueden contribuir a aumentar el colesterol (carne y embutidos grasos, productos lácteos enteros, aceite de palma), mientras que otros contribuyen a reducir su nivel (aceite de oliva, fruta, oleaginosos, chocolate).

Las fibras alimenticias son los sustratos no energéticos contenidos en los alimentos que tienen un bajo índice glucémico: las verduras (lechuga, endibias, puerros, espinacas, judías verdes...), pero algunas legumbres secas, la fruta y los cereales enteros también tienen en gran cantidad. Su consumo debe ser elevado teniendo en cuenta su valor nutritivo y su contribución al proceso de adelgazamiento.

III

¿CÓMO FABRICAMOS LOS KILOS DE MÁS?

Ya hemos visto en el capítulo I que la dietética tradicional estaba equivocada al pensar que el factor energético era el causante del aumento de peso. Efectivamente, los especialistas en nutrición y demás expertos en dietética pensaban que el organismo humano funcionaba como una vulgar caldera con aportes energéticos (suministrados por la alimentación) por una parte y, por otra, con gastos energéticos causados por el funcionamiento térmico del cuerpo humano.

Por eso, durante mucho tiempo, hemos pensado que si algunas personas estaban demasiado gordas era porque comían demasiado o porque no hacían bastante ejercicio físico.

En este capítulo, descubrirá por qué esta hipótesis es errónea. Comprenderá que *los kilos de más corresponden esencialmente a energía anormalmente almacenada debido a algunos mecanismos metabólicos puestos en marcha por una selección de alimentos errónea.*

Así se dará cuenta de que en el aumento de peso influye más el *factor cualitativo* del alimento que el *factor cuantitativo.*

Por lo tanto, la gente no engorda ineludiblemente porque come demasiado, sino sobre todo porque come mal.

LA PISTA DEL HIPERINSULINISMO

Algunos investigadores especializados en nutrición llevan desde 1979 demostrando el proceso técnico (metabólico) de la constitución del aumento de peso.

En efecto, se ha llegado a la conclusión de que «en todos los casos de obesidad existe hiperinsulinismo, sea cual sea la especie o el mecanismo». Y todos los estudios demuestran que el hiperinsulinismo es proporcional a la importancia del sobrepeso ponderal.

Sin embargo, el hiperinsulinismo es más importante en la obesidad androide (por encima de la cintura) que en la obesidad ginecoide (en la parte inferior del cuerpo).

En otras palabras, esto significa que una persona a quien sólo le sobran entre 5 y 10 kilos es *medianamente hiperinsulínica*, y que una persona obesa es *fuertemente hiperinsulínica.*

De ello podemos deducir que la única diferencia verdadera entre una persona delgada y una persona gorda es que la gorda es hiperinsulínica y la delgada no.

Imaginemos el caso de dos personas que viven juntas y comen cada día exactamente lo mismo en cuanto a cantidad energética. Si al cabo de varios años una está gorda y la otra no, sólo hay una auténtica explicación: la que está gorda padece hiperinsulinismo y la otra no.

Para entender lo que es el hiperinsulinismo, primero hay que descubrir lo que es la insulina.

Hemos explicado en el capítulo anterior qué es la glucemia: es la tasa de glucosa (azúcar) que tenemos en la sangre. Tal y como hemos explicado, el nivel normal de glucemia en ayunas es de alrededor de 1 g por litro de sangre.

También hemos visto que cuando ese nivel disminuye (hipoglucemia), el páncreas, un órgano muy importante en la regulación de los procesos metabólicos, segrega una hormona, el glucagón, cuyo papel es el de reabastecer la sangre de glucosa. El glucagón aumenta el nivel de glucemia.

Pero cuando el nivel de glucemia aumenta (hiperglucemia), como es el caso después de una comida, especialmente si hemos comido glúcidos, el páncreas segregará otra hormona, la insulina, cuyo papel es el de *rebajar la glucemia.*

Sin embargo, la cantidad de insulina necesaria para que la glucemia vuelva a su nivel normal es *proporcional a la importancia de la glucemia*. En otras palabras, si la glucemia es escasa, la secreción de insulina será escasa, si la glucemia es muy elevada, la secreción de insulina será elevada.

En realidad, es exactamente lo que ocurre en el caso de una persona delgada:

La dosis de insulina que segrega el páncreas es siempre exactamente proporcional al nivel de glucemia.

En cambio, en el caso de la persona que padece sobrepeso ponderal, y con más razón en el caso del obeso, no ocurre lo mismo.

En cuanto se ha alcanzado el máximo nivel de glucemia, el páncreas pondrá en marcha la secreción de insulina, pero en lugar de enviar a la sangre la cantidad justa que se requiere para restablecer el nivel normal de glucemia, ese páncreas segregará *más insulina de la necesaria*, incluso en exceso.

«Padecer hiperinsulinismo» supone, por lo tanto, tener un páncreas que segrega insulina de forma cuantitativamente *desproporcionada*.

Y si el hiperinsulinismo es responsable del aumento de peso es porque ha quedado demostrado[1] que pone en marcha mecanismos metabólicos (lipogénesis) que harán que el organismo *almacene de forma anormal* parte de las grasas consumidas durante la última comida.

Estas grasas así atrapadas y almacenadas de entrada habrían seguido, si no hubiese hiperinsulinismo, otro proceso metabólico cuyo efecto habría sido más bien el de oxidarlas produciendo así una utilización preferencial por parte del organismo.

Por eso se dice que una persona delgada «quema» toda la energía que consume, especialmente las grasas.

En cambio, se dirá del obeso que es más propenso a almacenar las grasas que la persona delgada, debido a su hiperinsulinismo y también a una eventual insulinoresistencia.

Por lo tanto, el hiperinsulinismo es, si no una enfermedad, sí un trastorno del metabolismo. Gordos y obesos son en realidad individuos cuyo páncreas sufre una disfunción más o menos notable.

Cuando se descubrió este fenómeno, a principios de los años ochenta, los investigadores pensaron (la mayoría de ellos siguen pensándolo hoy) que si alguien sufría hiperinsulinismo era por «mala suerte», es decir, le echaban la culpa al factor hereditario.

1. A.-F. Creff, Bergad Hersch, *Obésités*, Ed. Masson, 1998.

Por esa razón, el único consejo concreto que se les daba a los gordos y obesos era adelgazar, pues los mismos investigadores habían observado que el hiperinsulinismo desaparecía con los kilos.

UN FACTOR AGRAVANTE: LA INSULINORESISTENCIA

En el caso de las personas obesas, el hiperinsulinismo empeora debido al fenómeno de la insulinoresistencia. Hemos visto que, como reacción contra la hiperglucemia, el páncreas segrega una importante dosis de insulina. Pero el organismo no reconoce bien esta cantidad de insulina, sin duda porque la sensibilidad de los receptores es defectuosa.

Como la hiperglucemia persiste de forma anormal, el páncreas pierde el control y segrega entonces una nueva dosis de insulina que no hace más que empeorar el hiperinsulinismo. Se crea entonces un auténtico círculo vicioso en el que el hiperinsulinismo mantiene la insulinoresistencia. Además de la consabida consecuencia del almacenamiento de las grasas, existe, debido a la insulinoresistencia, un riesgo añadido de hipoglucemia reactiva.

De hecho, esto es lo que hizo creer a algunos que el hiperinsulinismo no era más que la consecuencia de la gordura y la obesidad, consecuencias de un consumo energético excesivo y un desgaste insuficiente.

Así pues, la conclusión para todos estos «especialistas» era sencilla (cuando no simplista): «la única manera de suprimir el hiperinsulinismo es adelgazar, y para adelgazar conviene reducir el consumo calórico global, y aumentar el desgaste físico».[2]

No es de extrañar que, con una visión tan estrecha y maniquea, el descubrimiento de la pista del hiperinsulinismo no permitiera llegar más lejos.

LA OTRA HIPÓTESIS

A la luz de los descubrimientos que realicé con los investigadores especializados en diabetología acerca de la nueva clasificación de los glúci-

2. Doctor Jacques Fricken, «Le métabolisme de l'obésité». *La recherche*, 1989, 20, 207, 200-208.

dos según su índice glucémico, empecé a plantear el problema desde otro punto de vista.

Contrariamente a aquellos que habían llegado a la conclusión de que el hiperinsulinismo no era más que la consecuencia de la obesidad, formulé la hipótesis de que era más bien la obesidad la que era consecuencia del hiperinsulinismo. En otras palabras, *el hiperinsulinismo era por lo tanto la causa y no la consecuencia del aumento de peso.*

Convenía efectivamente hacer el balance siguiente:

Si, como había comprobado sobre mí mismo, el consumo de glúcidos con un índice glucémico bajo detenía el aumento de peso (e incluso activaba el adelgazamiento) es porque disminuía (e incluso suprimía) su causa: el hiperinsulinismo.

La hipótesis que se podía establecer a partir de este balance era la siguiente:

La obesidad no puede ser más que la consecuencia del hiperinsulinismo. Pero el hiperinsulinismo es, por su parte, consecuencia de importantes hiperglucemias. Y estas hiperglucemias son consecuencia de un excesivo consumo de glúcidos con índices glucémicos elevados.

En otros términos, y remontando la corriente, podemos afirmar que el consumo de glúcidos con índices elevados es indirectamente responsable (vía la hiperglucemia y el hiperinsulinismo) del aumento de peso al favorecer el almacenamiento de los lípidos. El hiperinsulinismo, que de alguna manera es el «caballo de Troya» de los lípidos, es efectivamente el «catalizador» de la obesidad.

Para prevenir (e incluso suprimir) el sobrepeso ponderal, basta por lo tanto con actuar sobre la causa inicial, es decir, cambiar los hábitos alimenticios y adoptar una alimentación en la que seleccionemos los glúcidos exclusivamente entre aquellos que tienen un bajo índice glucémico.

LA RESULTANTE GLUCÉMICA DE LA COMIDA

Desde los años ochenta se han realizado numerosos estudios sobre los índices glucémicos en el ámbito de las investigaciones diabetológicas.

Estos trabajos nos permiten hoy en día tener un conocimiento correcto de los diferentes fenómenos metabólicos que se producen en función de la selección de glúcidos.

Sabemos, por ejemplo, que el índice glucémico de un glúcido puede variar en función de varios parámetros:

- *la variedad de la especie*: algunos arroces (por ejemplo, el Basmati) pueden tener un índice bajo (50) mientras que otros (arroces glutinosos) tienen un índice glucémico elevado (70)
- *la cocción*: las zanahorias crudas tienen un índice bajo (35) mientras que el índice de las zanahorias cocidas es de 85. En cuanto a las patatas, su índice aumenta en función del tipo de cocción: 65 si se cuecen con agua y con piel; 70 si están peladas antes de la cocción; 90 si están en forma de puré, y 95 si están cocidas en el horno o fritas
- *el tratamiento industrial o el proceso de transformación*: el maíz tiene un índice de 70 pero aumenta a 85 en su transformación en copos de maíz o en palomitas. Las pastas blancas pastificadas a alta presión como los espaguetis tienen un bajo índice glucémico (entre 40 y 45 en función de la cocción), mientras que los raviolis o macarrones que no están pastificados tienen un índice elevado
- *el contenido en fibras y en proteínas*: las lentejas, que contienen fibras (especialmente las solubles) y proteínas, tienen un índice glucémico muy bajo (entre 22 y 30) en comparación con otras féculas como la patata. La soja, que tiene un alto contenido en proteínas, también tiene un índice glucémico muy bajo.

Generalmente, una comida es compleja en el sentido en que se compone de la suma de alimentos variados. Algunos pueden hacer aumentar la glucemia, en cambio otros contribuyen a su estancamiento. Por lo tanto, lo importante es la *resultante glucémica* de la comida ya que incidirá en el nivel de hiperglucemia final e, indirectamente (si ésta es elevada), en el hiperinsulinismo responsable del almacenamiento anormal de las grasas.

EL EMPEORAMIENTO DE LOS HÁBITOS ALIMENTICIOS EN NUESTRA SOCIEDAD

Hemos descubierto en los apartados anteriores que la causa original del aumento de peso es la ingestión de glúcidos que tienen índices glucémicos elevados, lo cual conduce a un almacenamiento anormal de las grasas consumidas. Pero nos podemos preguntar legítimamente cómo algunas personas, a pesar de comer todos los días glúcidos que tienen índices glucémicos elevados pueden conservar una delgadez envidiable. La respuesta es sencilla: porque su páncreas, que está (siempre) en buen estado, no sufre (todavía) hiperinsulinismo.

Sin embargo, ¿podemos pensar en mantenernos delgados toda la vida si seguimos llevando una alimentación hiperglucemiante? Efectivamente, es posible, pero cada vez menos probable, ahora explicaré por qué.

Es cierto que algunas personas pueden mantenerse delgadas toda su vida a pesar de sus malos hábitos alimenticios. Eso significa que, cuando nacieron, tenían un páncreas en excelente estado y que, a pesar de las fuertes hiperglucemias que han contraído durante toda su vida al consumir glúcidos malos, su páncreas ha sido lo suficientemente resistente para no sufrir hiperinsulinismo.

Otras personas (y es el caso de la mayoría) tenían en principio un páncreas en buen estado que les ha permitido estar delgados muchos años a pesar de sus malos hábitos alimenticios. Y después, hacia los 30-35 años y sobre todo después de los 40, han empezado a ganar peso. Algunas incluso se vuelven obesas y diabéticas en la vejez.

Esto significa que su páncreas ha resistido durante varias décadas, pero al haber sido tan solicitado día tras día, año tras año, haciendo frente a constantes hiperglucemias, ha acabado por perecer. Algo así como un motor que, debido a lo mal que se lo trata, funciona cada vez peor.

Y después están aquéllos (de los que yo formaba parte) que llegaron al mundo con un páncreas ya en mal estado. Ésta es la razón lógica por la cual se atribuye carácter hereditario a esta deficiencia.

Es cierto que cuando se tienen padres obesos (y por lo tanto, hiperinsulínicos) la probabilidad de tener un páncreas frágil es alta. En cualquier caso, esta probabilidad es casi segura si los hábitos alimenticios adoptados desde la más tierna edad son fuertemente hiperglucemiantes.

En 1997 la Organización Mundial de la Salud (OMS) denunció, como hemos visto, la epidemia mundial de obesidad.

Hasta entonces se pensaba que sólo los estadounidenses tenían un problema de peso excesivo. Así pues, se tomó conciencia de que la obesidad se había generalizado en los países occidentales. Pero lo más sorprendente es que todos los países del planeta se encuentran ahora afectados por lo que se podría considerar una autentica epidemia.

También en 1997 un gran estudio demostró en Estados Unidos[3] que, paradójicamente, la obesidad había aumentado en un 31 % a lo largo de esos 10 últimos años, cuando durante el mismo período la media de aportes energéticos había disminuido, el consumo de grasas había disminuido en un 11 % y el número de personas que consumía productos light había pasado del 19 al 76 %.

Esta encuesta demuestra perfectamente que la causa del aumento de peso es independiente de las cantidades calóricas ingeridas, ya que estas últimas incluso han disminuido de forma significativa. Por lo tanto, la encuesta tiende a confirmar que el origen de esta situación sería más bien la degradación de la calidad nutritiva de la alimentación moderna.

Si observamos con atención la tabla de los índices glucémicos (pág. 38) observamos que todos los alimentos de la columna de la izquierda, es decir, aquéllos que tienen un *índice glucémico elevado*, son alimentos o bien *refinados* (harina, azúcar, arroz blanco), o bien *transformados industrialmente* (copos de maíz, arroz inflado, almidones modificados, barritas de chocolate...), o bien alimentos «*nuevos*», es decir, consumidos con regularidad desde hace menos de dos siglos, como por ejemplo las patatas, la harina blanca, o también el azúcar.

Sin embargo, hay que admitir que precisamente se trata de los alimentos más consumidos hoy en día en la mayoría de los países occidentales y que progresivamente, en el ámbito de la mundialización, van invadiendo los hábitos alimenticios de los otros países.

En cambio, si observamos la columna de la derecha de la tabla, la de alimentos con índices glucémicos bajos, observamos que los que se reseñan corresponden en su mayoría o bien a alimentos que apenas se consumen ya en nuestros días (pan de centeno integral, cereales integrales, pastas in-

3. F. Adrian, «Divergent trends in Obesity and fat intake pattern. The american Paradox». Am. J. Med., 1997; 102: 259-264.

tegrales, arroz integral...), o bien a alimentos cuyo consumo es *escaso* (lentejas, judías secas, guisantes, garbanzos) o moderado (fruta, verdura...).

Ahora bien, todos esos alimentos eran los que se consumían antaño de forma mayoritaria, incluso hace unos 50 años.

Es importante subrayar que hay que tomar conciencia de que la alimentación de antaño (hace unas pocas décadas) se componía esencialmente de alimentos *poco glucemiantes*, es decir, con bajo índice glucémico. Como la resultante glucémica de las comidas era escasa, el páncreas de nuestros antepasados tenía poco trabajo con su función insulínica y, por lo tanto, el riesgo de padecer hiperinsulinismo era escaso.

De hecho, esto es lo que explica que hubiera sólo una pequeña minoría de obesos a principios del siglo XX en los países occidentales (menos de un 3 % frente a un 20-33 % hoy en día) y que tan sólo entre un 10 y un 20 % de la población sufriera un simple sobrepeso ponderal frente a un 30-65 % hoy en día, según los países.

Por el contrario, en los hábitos alimenticios modernos se prefiere los alimentos que tienen índices glucémicos elevados. La resultante glucémica de las comidas de nuestros contemporáneos es por lo tanto significativamente elevada, lo cual provoca una estimulación excesiva del páncreas y conduce progresivamente a una hipersecreción de insulina: el hiperinsulinismo.

En general, la alimentación ha tenido una naturaleza glucemiante idéntica durante milenios, pero desde principios del siglo XX se ha producido un empeoramiento significativo de los hábitos alimenticios en los países occidentales.

En efecto, hemos pasado progresivamente de un modelo alimenticio poco glucemiante a un modelo alimenticio hiperglucemiante en exceso.

Bajo el efecto de una alimentación cada vez más hiperglucemiante, el páncreas de nuestros contemporáneos ha tenido cada vez más trabajo. Los más sensibles han perecido rápidamente al padecer hiperinsulinismo. Pero progresivamente, la proporción de aquellos que podían resistir ha sido cada vez más escasa, lo cual ha hecho que la población de gordos y obesos no haya dejado de aumentar.

Según un estudio prospectivo realizado en 1997, si proyectamos la progresión de estos 30 últimos años, la obesidad será casi general en todos los países del mundo de aquí a menos de 50 años.

EL MODELO ALIMENTICIO ESTADOUNIDENSE

Ya hemos indicado que es en Estados Unidos donde los índices de obesidad son más inquietantes, tres veces los índices de Francia, por ejemplo.

Examinemos rápidamente los componentes principales del modelo alimenticio estadounidense, y en especial los que pertenecen al ámbito de la comida rápida y que representan la mayor parte de sus costumbres alimenticias. Los estadounidenses consumen mayoritariamente:

- *harinas blancas hiperrefinadas* (índice 95), que se encuentran en las hamburguesas, los perritos calientes, los bocadillos, las galletas, los *crackers*...
- *azúcar* (índice 70), que se encuentra tanto en los alimentos industrializados (latas de conserva, mostaza, ketchup, *crackers*, galletas, platos precocinados...) como en las bebidas (refrescos, zumos de fruta, té frío, colas...)
- *patatas* consumidas esencialmente en fritura (índice 95)
- *maíz «moderno»* consumido al natural (índice 70) o transformado en copos de maíz y palomitas (índice 85)
- *arroz blanco* de alto rendimiento (índice 70) o transformado en galletas de arroz inflado (índice 85) o en pastel de arroz (índice 85).

Sin contar que los estadounidenses suelen beber cerveza (índice 110) y consumen mayoritariamente alimentos precocinados e industrializados que contienen jarabe de glucosa añadido (índice 100), maltodextrinas (índice 100) y almidones modificados (índice 95).

Podemos por lo tanto deducir fácilmente que hay una estrecha relación entre el modelo alimenticio estadounidense y las patologías metabólicas que son su consecuencia indirecta: la obesidad y la diabetes.

De hecho, es interesante subrayar que la obesidad está más presente en las capas menos favorecidas de Estados Unidos, y que es precisamente en este sector donde la proporción de alimentos hiperglucemiantes referidos anteriormente es más alta. Por el contrario, los estadounidenses más ricos son los que más tienden a comer de forma tradicional y a padecer menos la obesidad.

EL FIN DEL MODELO FRANCÉS

Hoy en día, la población francesa sigue teniendo la curva de peso medio más baja del mundo occidental. En otros términos, cada vez hay más gordos y obesos en Francia pero su progresión es inferior a la de los países anglosajones.

Basta con examinar el modelo alimenticio francés para entender el porqué. Sin duda, la razón tiene que ver con el hecho de que los hábitos alimenticios franceses han persistido, debido a sus fuertes tradiciones, a la mundialización del modelo alimenticio norteamericano.

Sin embargo, los jóvenes franceses han resistido mucho peor que sus padres. Ésta es la razón por la cual el número de obesos en esta franja de edad ha aumentado de forma preocupante en los últimos 20 años.

Por lo tanto, es de temer que de aquí a dos o tres generaciones, el conjunto de la población francesa pueda ser tan hiperinsulínica como la de los países anglosajones. Para concluir, podemos afirmar respondiendo al título de este capítulo, que los kilos de más se fabrican al consumir mayoritariamente glúcidos con índices glucémicos elevados (asociados al aumento de grasas).

Así pues, en el capítulo siguiente veremos cómo podemos deshacernos de ellos para siempre. De hecho, éste será el objetivo del Método Montignac.

IV

EL MÉTODO

En los capítulos anteriores, habrá podido descubrir que, contrariamente a lo que los expertos en nutrición creían y nos decían desde hace más de medio siglo, el contenido energético de los alimentos no resulta determinante en el aumento de peso.

Si engordamos, y con más razón si nos volvemos obesos, no es porque comemos demasiado, sino porque comemos mal.

Es decir, los kilos de más son el resultado de una selección alimenticia equivocada cuya consecuencia es la puesta en marcha de mecanismos metabólicos perjudiciales que desembocan en un almacenamiento anormal de las grasas de reserva.

La aplicación del Método consistirá, por lo tanto, en modificar nuestros hábitos alimenticios y en centrar nuestra selección en alimentos que tengan un potencial metabólico positivo.

Esencialmente, esto es lo que haremos en la Fase II, que es la fase de crucero, en la que la selección alimenticia que llevaremos a cabo nos permitirá, sobre todo, prevenir el aumento de peso.

De hecho, nadie le impide abordar el Método empezando directamente por la Fase II. En efecto, el testimonio de miles de personas nos permite afirmar que podría perder así los kilos que le sobran, pero eso requeriría mucho más tiempo, especialmente si el sobrepeso que desea eliminar es considerable.

Si está impaciente por perder para siempre su peso sedentario, le propongo empezar por la aplicación de los principios de la Fase I, que es la fase de adelgazamiento propiamente dicha. Esto le permitirá reconocer los errores alimenticios de su pasado y situar su metabolismo definitivamente en el camino correcto.

Lo primero que hay que hacer cuando ponemos en marcha un proyecto, especialmente cuando se trata de un proyecto ambicioso, es fijarse un objetivo. La información sobre el cálculo del BMI incluida en el capítulo XII, le será de gran ayuda.

Por lo tanto, tiene que determinar los kilos que le sobran, pero ha de saber que cada organismo está animado por una sensibilidad particular. También hay que tener en cuenta otros factores: el sexo, la edad, el pasado alimenticio, el historial dietético y el factor hereditario.

Por eso resulta difícil asegurar cuántos kilos podrá perder por semana. Para algunos será un kilo, para otros, un poco menos, aunque en muchos casos se podría producir una disminución considerable al principio, y luego una disminución más lenta. Así que no debe preocuparse si usted tarda más que alguna persona de su entorno.

Quizás ya tenga usted una idea más o menos precisa de los kilos que desea perder. Sé por experiencia que un gran número de lectores se alegrarían si perdieran 4 o 5 kilos (aunque quizás les sobren 10 o 12).

Por mi parte, le animo a ser más exigente. Sin duda es usted ambicioso en su vida personal y profesional, así que séalo también al cuidar su línea.

LOS ALIMENTOS MÁS PELIGROSOS

El principio fundamental del Método consiste en procurar que la resultante glucémica de las comidas sea lo más baja posible, y en llevar una alimentación normal y seguir así consumiendo glúcidos normalmente.

Pero estos últimos serán seleccionados en función de su incidencia en la glucemia.

Antes de aprender a hacer las selecciones correctas, veamos en detalle por qué no hay que fiarse de algunos glúcidos.

El azúcar

Es uno de los campeones en la categoría de «glúcidos malos».

El azúcar debería ir siempre acompañado del símbolo de peligro. Es *un producto que puede ser peligroso* cuando su consumo es alto, y ése es desgraciadamente el caso de la mayoría de nuestros contemporáneos, y especialmente de los niños.

Le he dedicado un capítulo entero, ya que resulta imprescindible que usted se convenza para siempre de su nefasta incidencia en la alimentación y de sus consecuencias, no solamente en los kilos de más sino sobre todo en la fatiga (ver capítulo sobre la hipoglucemia), la diabetes, las caries dentales y las enfermedades coronarias.

Pero algunas personas quedarán sorprendidas por estas afirmaciones y pensarán que el azúcar es imprescindible. ¡Pues no lo es en absoluto! La prueba es que durante decenas de miles de años, el ser humano no disponía de azúcar y ni mucho menos lo echaba en falta.

Hace menos de dos siglos, el azúcar seguía siendo un producto de lujo poco asequible para la mayoría de la población. Hoy en día quizás cause indirectamente tanto daño como el alcohol y la droga juntos debido a su consumo excesivo.

Usted se preguntará: si eliminamos totalmente el azúcar, ¿cómo podremos mantener en la sangre la tasa mínima indispensable?

¡Buena pregunta!

Entonces tiene que saber, tal y como he indicado en los capítulos anteriores, que el organismo necesita glucosa (la cual es un sustrato energético) y no azúcar. La fruta, los alimentos integrales, las leguminosas y los cereales, especialmente, aportan esa glucosa. Y, en caso de ausencia transitoria de glúcidos (como durante algunas pruebas deportivas), el organismo sabe recurrir a otras formas de energía, a partir de las grasas de reserva, por ejemplo. Así que ¡no consuma más azúcar!

Una de dos, o bien prescinde del azúcar, y le felicito por ello, o bien lo sustituye transitoriamente por un edulcorante sintético.[1]

El pan

El pan también habría podido ser objeto de un capítulo entero, pues hay mucho que decir sobre él, cosas buenas acerca del «pan bueno» que tanto escasea en nuestra época, pero sobre todo cosas malas, debido al decepcionante producto que se vende actualmente en la mayoría de panaderías.

El pan ordinario, al estar fabricado con harinas refinadas, carece por completo de todo lo que necesita un metabolismo normal. Nutricionalmente no aporta más que energía en forma de almidón.

1. Ver capítulo IX sobre el azúcar.

En el aspecto digestivo, causa problemas más o menos evidentes debido a que todos los componentes que debían permitirle una correcta digestión han desaparecido con el refinado de la harina.

De hecho, cuanto más blanco es el pan, peor glúcido es, ya que la blancura es señal de un proceso de refinado de la harina muy extremado.

El pan completo[2] o el auténtico pan integral fabricado a la antigua, con harinas no refinadas y de origen biológico es mucho mejor, ya que es significativamente más rico en fibra. Por esa razón, su índice glucémico es menor (50 para el pan completo, 40 para el auténtico pan integral). Así que «engorda» menos, ya que provoca un aumento de glucemia menor.

Pero, por muy bueno que sea, incluso ese pan quedará provisionalmente suprimido de las dos comidas principales. Por una parte, porque su índice glucémico, aunque bajo, sigue siendo demasiado elevado (> 35) y, por otra, porque cuanto mayor sea el aporte de glúcidos en una comida, aunque tengan un bajo índice glucémico, mayor es el riesgo (en Fase I) de producir un aumento significativo de la insulinemia. Si ya consumimos otra fécula en cantidad apreciable, como espaguetis o lentejas verdes, no es aconsejable añadirle pan. Sobre todo porque para que haya un índice glucémico de 40, debe haber sido elaborado con harinas sin refinar al 100 % (sin *ningún* cernido) y con una molturación rústica (partículas gordas), de lo cual nunca puede estar seguro a menos que el fabricante se lo garantice.

En cambio, podremos seguir comiendo pan normalmente durante el desayuno (incluso se lo recomendamos), aspecto del cual nos ocuparemos más adelante.

Las féculas

Las féculas son glúcidos complejos (farináceos) compuestos esencialmente de almidón. Algunas, como las lentejas o los guisantes, inducen pocas glucemias, lo cual las convierte en «glúcidos buenos», pero en cambio otras, como la patata, son glúcidos con altos índices glucémicos. Por esa razón, conviene eliminarlas en la Fase I.

2. Por cada 100 g de pan, hay 90 mg de magnesio en el pan integral y tan sólo 25 mg en el pan blanco.

La patata

Es interesante saber que, cuando los navegantes trajeron la patata del Nuevo Mundo, en 1540, los franceses rechazaron deliberadamente este tubérculo, que apenas era bueno para alimentar a los cerdos. Les pareció tan mala que se negaron a consumirla, al contrario que los pueblos del norte: alemanes, escandinavos, irlandeses... que la adoptaron con gusto. Lo cierto es que tampoco tenían muchas otras opciones, ya que a menudo no tenían nada mejor para comer.

Así pues, los franceses despreciaron aquel «tubérculo para cerdos» durante más de dos siglos. Fue necesario esperar hasta que Parmentier publicara en 1789 su *Tratado sobre el cultivo y los usos de la patata* para que nuestros vecinos se decidieran a consumir el susodicho tubérculo. De hecho, la hambruna de la época les ayudó bastante a decidirse.

Sin duda, la patata es en principio un buen alimento (es rica en vitaminas y en sales minerales), mientras permanece cruda. Desgraciadamente, contiene almidones resistentes que los humanos son incapaces de digerir. Contrariamente a los cerdos, los seres humanos carecen de las enzimas digestivas adecuadas para ello.

Por esa razón, cuando comemos patatas, necesitamos cocerlas antes. Pero si bien la cocción permite una mayor digestibilidad, tiene efectos metabólicos perjudiciales debido a la desestructuración de sus almidones.

Todos los estudios realizados con patatas en los últimos veinte años han demostrado su gran poder hiperglucemiante.

El elevado índice glucémico de la patata la convierte en uno de los «glúcidos malos» más peligrosos. En efecto, el índice glucémico de la patata hervida (sin piel) es de 70, igual que el azúcar. Pero, como hemos visto, el modo de preparación y de cocción puede hacerlo variar muy sensiblemente: es de 90 para el puré y de 95 para las patatas fritas y las patatas al gratén.

Sin embargo, es posible mantener el índice en 65 si se hierve la patata con la piel. De hecho, así es como se acostumbraba consumir antaño, y además solía ir acompañada de verdura, es decir de fibras que contribuían a rebajar la resultante glucémica de la comida.

Hoy en día, se suelen comer patatas preparadas del modo más hiperglucemiante (fritas o al horno) y suelen acompañarse de carne, es decir, de grasas (saturadas). El hiperinsulinismo provocado por su consumo se traducirá, por lo tanto, en un aumento de peso, tanto más importante cuanto mayores sean las cantidades de grasas consumidas durante la misma comida.

Por lo tanto, ¡un bistec con patatas fritas es una herejía!

Ya sé lo mucho que le costará abandonar la patata, pero es el precio que hay que pagar para alcanzar su objetivo. Cuando alcance el resultado esperado, no se arrepentirá.

Por otra parte, tiene que saber que algunos baños de frituras están hechos con grasas muy ricas en ácidos grasos saturados, lo cual supone un riesgo cardiovascular muy a tener en cuenta.

Sin embargo, podrá, excepcionalmente, como ya veremos en la Fase II, no ceder ante un plato de patatas fritas, sino decidir deliberadamente comer patatas fritas bajo la forma que sea. Cuando ya no queda un gramo por perder, se puede decidir cualquier cosa, aunque no a cualquier precio. Esta decisión se llevará a cabo dentro de lo que llamamos gestión de las desviaciones.

Cuando usted pida carne en un restaurante, tenga inmediatamente la precaución de preguntar qué lleva de guarnición ya que de cada diez veces, nueve se encontrará con patatas. Pida judías verdes, tomates, espinacas, berenjenas, apio, col, calabacín o incluso lentejas. Y si desgraciadamente, todas las guarniciones son glúcidos malos, entonces pida simplemente ensalada verde.

En casa, cuando se pregunte con qué acompañar la carne, tenga la misma precaución.

Las zanahorias

Al igual que las patatas, el almidón de la zanahoria es especialmente sensible al tratamiento térmico.

La prueba está en que, según esté cruda o cocida, la zanahoria podrá ser considerada como un glúcido «bueno» o «malo».

Efectivamente, cuando está cruda, la zanahoria tiene un índice glucémico de 35, que es muy bajo. Por lo tanto, sólo puedo animarle a consumirla bajo esta forma.

En cambio, la cocción provoca una alteración en sus almidones, lo cual aumenta su poder hiperglucemiante de forma significativa, ya que su índice glucémico llega entonces hasta 85.

Por lo tanto, será conveniente abstenerse de consumir zanahorias cocidas si queremos conseguir perder peso.

Paradójicamente, lo conseguiremos consumiendo, entre otras cosas, zanahorias crudas, especialmente ralladas y en ensalada. Contrariamente a la patata, la zanahoria cruda resulta perfectamente digestible.

El arroz

La mayoría de arroces tradicionales asiáticos (en especial los largos) como el Basmati, por ejemplo, tienen un índice glucémico medio (50).

En cambio, las especies de alto rendimiento que han sido seleccionadas para ser cultivadas en los países occidentales, tienen índices glucémicos elevados. Cuanto más glutinoso es un arroz, más elevado será su índice glucémico. Tal es el caso de los arroces precocinados (IG: 90).

Al igual que en el caso de las zanahorias y de las patatas, la cocción de los arroces puede variar su poder glucemiante. Cuanto más tiempo se cuece el arroz y cuanto más importante es el volumen de agua de cocción, mayor es su tendencia a gelatinizar, lo cual provoca un aumento de su índice glucémico.

Por eso, siempre hay que cocer el arroz a la manera asiática, que consiste en poner dos volúmenes de agua por cada volumen de arroz, dejando que se hinche tras haber cortado rápidamente la fuente de calor.

Cualquier tratamiento particular del arroz, así como cualquier cocción prolongada, provoca un aumento de su índice glucémico. Es lo que ocurre con el arroz instantáneo (IG: 85), los pasteles de arroz (IG: 85) o también con las galletas de arroz inflado (IG: 85).

La mejor manera de evitar la alteración del almidón del arroz (que provoca un aumento de su poder glucemiante) es comer arroz integral, especialmente arroz integral de grano largo. Pero no siempre es fácil de encontrar en el restaurante.

En cuanto al arroz salvaje indio, que de hecho no tiene nada que ver con el auténtico arroz ya que es una variedad de avena, puede consumirse sin ninguna restricción porque su índice glucémico es muy bajo (IG: 35).

El maíz

Las poblaciones indígenas de América llevan cultivando el maíz desde hace milenios para alimentarse. El maíz ancestral (indio), cuyas variedades aún se conservan en los museos de agronomía, tenía un bajo índice glucémico (IG: 35) debido a su riqueza en fibras solubles.

Tras el descubrimiento del Nuevo Mundo, los occidentales empezaron a cultivar maíz para ellos mismos, pero sobre todo para el ganado. A través de la selección de variedades y de la hidratación, los occidentales han tratado sobre todo de aumentar los rendimientos.

En unos decenios, el índice glucémico del maíz «moderno» se ha multiplicado prácticamente por dos (IG: 70).

Y al igual que en los otros alimentos que hemos visto, el almidón del maíz es tan frágil que algunos tratamientos pueden modificar su composición nutritiva. Así es como la transformación del maíz en copos de maíz o palomitas (dos de las formas más consumidas en Estados Unidos) incrementa considerablemente su índice glucémico, que pasa de 70 a 85.

Más allá de los problemas ecológicos creados por el agotamiento de las capas freáticas debido a la necesidad de irrigar abundantemente las variedades modernas, la calidad nutritiva de este maíz industrial es muy inferior a la del que consumían nuestros antepasados.

En Europa se cultiva el maíz desde hace varios siglos, sin embargo su consumo se remonta sólo a unas pocas décadas atrás. Antes, el maíz se utilizaba casi exclusivamente para cebar al ganado.

Hace cincuenta años era imposible encontrar una lata de maíz en Europa, ya que era un alimento reservado a los animales. Su consumo se ha ido generalizando poco a poco, después de la Segunda Guerra Mundial, a raíz de la presencia norteamericana.

Las pastas

Todo el mundo sabe que las pastas están hechas de harinas blancas, y por esa razón usted esperará sin duda que yo le aconseje que las excluya de su alimentación. Ya sé que esto le sorprenderá, pero no lo haré, pues a lo largo de los años me he ido convenciendo de que las pastas, o por lo menos algunas de ellas, son alimentos que no solamente no le harán engordar, sino que además le ayudarán a adelgazar.

Pero hace falta explicarlo más concretamente para entenderlo.

En primer lugar, hay que saber que las auténticas pastas están hechas con trigo duro, mientras que el pan está hecho con trigo tierno. La diferencia es que el trigo duro tiene más proteínas y más fibra (aunque la harina esté refinada), lo cual contribuye a reducir su índice glucémico.

Luego, hay que saber que algunas pastas (especialmente los espaguetis) están pastificadas. La pastificación es un proceso mecánico que permite extrudir la pasta a muy alta presión. Este procedimiento permite la constitución de una película protectora alrededor de las pastas que limitará considerablemente la gelatinización de sus almidones durante la cocción, pero siempre que esta cocción sea lo más breve posible (*al dente*, como dicen los italianos), es decir, entre 5 y 6 minutos como máximo.

Recapitulemos:

Las pastas blancas pastificadas (espaguetis) tienen, debido a la naturaleza del trigo duro y del proceso de pastificación que han experimentado, un bajo índice glucémico (IG: 50) para una duración de cocción media (entre 8 y 12 minutos). Si la cocción es más larga (entre 12 y 16 minutos), el índice glucémico será mayor (IG: 55). En cambio si la cocción es más corta (entre 5 y 6 minutos), el índice glucémico será mucho menor (IG: 45).

Finalmente, el hecho de enfriar las pastas rebaja todavía más su índice glucémico (fenómeno de retrogradación).

Así es como los espaguetis de trigo duro, pastificados, cocidos *al dente* tienen un índice glucémico de 40 cuando se comen fríos, por ejemplo en ensalada.

Sin embargo, es evidente que, si son pastas integrales, su índice glucémico es en cualquier caso más bajo (5 puntos menos aproximadamente).

Lo que acabamos de decir no es en ningún caso válido para las pastas hechas con trigos tiernos, y todavía menos para las pastas no pastificadas, que es el caso generalmente de los tallarines, los macarrones, las lasañas y los raviolis.

Por esta razón, hay que estar *extremadamente atentos* en la selección de las pastas. En algunos países, como Francia, el fabricante de pastas está obligado a utilizar trigo duro. No ocurre lo mismo en los países del norte de Europa, donde muchas de las pastas están hechas con harina tierna. Por otra parte, no resulta fácil comprobar si están pastificadas o no, ya que el fabricante no está obligado a indicarlo en la etiqueta, pero hay que saber que los espaguetis siempre lo están.

En cambio, los tallarines no siempre lo están. Cuanto más finos (y fabricados industrialmente), más probable es que lo estén. Desconfíe igualmente de las pastas frescas de algunos restaurantes (especialmente los tallarines y las lasañas), hechas con una pequeña máquina manual que corta a láminas una masa previamente preparada por el cocinero, como en el caso de una pizza, ya que no están pastificadas.

En cambio, puede consumir los famosos fideos chinos hechos con harina de soja (judía mung), cuyo índice glucémico es en principio muy bajo. Como además están pastificados y se cuecen en un instante, constituyen el *nec plus ultra* de las pastas de bajo índice glucémico.

Así que acostúmbrese a comer espaguetis (lo más delgados posible) cocidos *al dente* con salsas variadas (tomate, champiñón, curry) o también en ensalada.

Las leguminosas

Un día, un obeso me dijo «nunca como lentejas, ni judías porque mi mujer me ha dicho que son féculas que engordan mucho». En cambio, comía muchas patatas, lo cual como es de suponer no ayudaba en nada. Evidentemente estaba equivocado, ya que en efecto algunas legumbres secas pueden contribuir a la pérdida de peso. Es el caso de las alubias, de los garbanzos y sobre todo de las lentejas. Las lentejas verdes, al igual que los guisantes, tienen índices glucémicos de 22, incluso más bajos que las judías verdes.

La fruta

La fruta es un tema tabú y si cometiera la torpeza de decir que más vale suprimirla de su alimentación, muchos lectores cerrarían el libro en esta misma página, escandalizados por semejante sugerencia.

Efectivamente, en nuestra cultura la fruta es un símbolo. Un símbolo de vida, de «riqueza» y de salud. Voy a tranquilizarle en seguida: no vamos a suprimir la fruta, ya que es insustituible en nuestra alimentación. Pero habrá que comerla de forma diferente para obtener todo su provecho sin sufrir sus inconvenientes (aerofagia).

Las frutas contienen glúcidos (glucosa, sacarosa y sobre todo fructosa), pero también fibras que rebajan el índice glucémico, reduciendo así la absorción de estos azúcares.

La manzana y la pera son especialmente ricas en pectina (fibra soluble), lo cual permite limitar el aumento de la glucemia.

De hecho, la energía de la fruta puede ser utilizada muy fácilmente por el músculo y, por lo tanto, es poco dada a ser almacenada o a favorecer la acumulación de grasas de reserva.

Pero habría que consumir preferentemente la fruta (fresca) cuando estamos en ayunas.

Este consejo particular tiene poco que ver con la pérdida de peso que nos interesa, es más bien un consejo dirigido a asegurarnos una mejor digestión. Efectivamente, el consumo de frutas al final de la comida, como suele ser el caso, puede provocar trastornos en la digestión. Las personas mayores son mucho más sensibles a ello; los niños, mucho menos. Para los adultos, todo depende de la sensibilidad individual. Pero tratemos de entender por qué.

La digestión de la fruta empieza en la boca con la masticación para acabar en el intestino delgado. Por lo tanto, la fruta no tiene nada que hacer en el estómago, tan sólo es un sitio de paso.

Cuando se consume fruta fresca después de los alimentos que contienen lípidos-prótidos, por ejemplo carne o queso, la fruta queda bloqueada cierto tiempo en el estómago debido a la digestión de estos últimos, cuando lo conveniente sería que pasara directamente al intestino.

Así, la fruta queda atrapada y, bajo el efecto del calor y de la humedad ambiente sufre una fermentación que incluso a veces supone una pequeña producción de alcohol. El conjunto de la digestión se resentirá de ello (aerofagia).

¡La fruta fresca hay que consumirla sola!

Ésta es una regla que habría que enseñar en las escuelas, a pesar de que a esa edad los niños tienen un organismo capaz de reaccionar mejor. Pero en el caso de un adulto, especialmente de una persona mayor, hay que evitar la fruta al final de las comidas.

Entonces, ¿cuándo hay que comerla?

Siempre en ayunas, por ejemplo por la mañana antes del desayuno. Pero habrá que esperarse unos 15 minutos antes de comer cualquier otro alimento para darle tiempo de atravesar el estómago sin dificultad.

También se podrá comer fruta por la noche, justo antes de irse a la cama, es decir, por lo menos tres horas después del final de la cena.

Además, se puede comer fruta a mitad de la tarde, pero asegurándose de que hay un intervalo suficiente desde el almuerzo (aproximadamente 3 horas) y que falta bastante para la cena.

Pero como no hay regla sin excepción, algunas frutas, debido a su baja concentración en azúcar, tienen un poder fermentable casi desdeñable. Estamos hablando de la fresa, la frambuesa, la mora, la grosella y el arándano.

Igualmente, se podrá comer fruta *cocida* al final de la comida ya que habrá perdido toda posibilidad de fermentar en el estómago. Sin embargo, no hay que olvidar que la cocción le habrá hecho perder casi toda su vitamina C.

El limón tampoco es fermentable, así que podemos beber su zumo (sin azúcar) en cualquier momento o utilizarlo en los aliños (con el pescado o en las salsas para ensalada).

Para concluir el tema de la fruta, una indicación suplementaria: siempre que sea posible, coma la piel de la fruta después de haberla limpiado correctamente. En efecto, la piel es rica en fibra, y es donde se encuentra a menudo la mayor concentración de vitaminas.

Comer fruta (preferentemente de origen biológico) con piel tiene la ventaja de reducir todavía más su índice glucémico. Por lo tanto, adelgazará mejor si respeta esta regla.

Entre los «alimentos» importantes nos queda hablar de las bebidas, y en primer lugar, del alcohol.

LAS BEBIDAS

El alcohol

¡El alcohol engorda! Esto es lo que usted piensa porque se lo han dicho. Incluso es posible que le hayan creado mala conciencia al insinuar que todos los kilos que le sobran eran culpa del alcohol que bebe con regularidad. Trataremos de hacer un balance objetivo acerca de esta cuestión.

Es verdad que el alcohol puede contribuir al aumento de peso si se consume en exceso. Pero si somos razonables, puede ser neutro. En la fase de adelgazamiento será conveniente limitar su consumo a tan sólo un vasito de vino (10 cl) al final de la comida. Pero para tener todas las cartas a nuestro favor, será conveniente abstenerse de esta dosis simbólica con tal de no caer en la tentación de tomar más.

Sin embargo, una vez hayamos logrado perder peso, veremos que es posible beber entre dos y tres vasos de vino al día sin comprometer el equilibrio ponderal.

El alcohol crea un aporte energético que será utilizado de forma prioritaria por el organismo. Por eso, mientras tanto, el cuerpo no tenderá a utilizar sus grasas de reserva como carburante. Así es como bloquea el adelgazamiento. Pero este proceso se produce sobre todo cuando estamos en ayunas.

Cuando el estómago ya está lleno, especialmente de prótidos-lípidos (carne, pescado, queso), el alcohol se metaboliza con mucha menos rapidez y contribuye poco a producir grasas de reserva.

En cambio, lo que hay que abandonar, sin duda alguna, es el aperitivo. Si no tiene más remedio que acompañar a sus invitados, tome algo sin alcohol, como un zumo de tomate o un agua con gas.

Mi opinión es que el único aperitivo noble es una copa de buen champán, de Cremant (espumoso) o de buen vino. Hay que tener mucho cuidado con lo que le sirven en el aperitivo.

Si no le queda más remedio, acepte un vaso de buen champán como aperitivo, pero sobre todo *no se lo tome en ayunas*. Primero, coma alguna tapa.

¡Pero cuidado! ¡Tapas sin glúcidos malos! Sabrá reconocerlas muy rápidamente. En esta categoría, hay que rechazar: las patatas fritas, las galletitas saladas, los canapés hechos con pan de molde...

Se aceptarán: las aceitunas, el queso, los embutidos (salchichón por ejemplo) o también el pescado (ahumado).

Dos o tres taquitos de queso y una rodaja de salchichón bastan para cerrar el píloro (una abertura que se encuentra entre el estómago y el intestino), retrasando así el paso del alcohol a la sangre.

Sin embargo, en la Fase I habrá que tratar de suprimir del todo el aperitivo, ya que se trata de una fase de rigor en la cual las normas básicas del Método se deben aplicar totalmente para que sean eficaces en la pérdida de peso.

Los digestivos

En cuanto a los digestivos, olvídese de ellos. Los coñacs, aguardientes y demás licores son deliciosos (cuando podemos aguantarlos), pero fatales bajo cualquier punto de vista para su equilibrio ponderal.

Quizás sea usted un adepto de los digestivos porque piensa que realmente le ayudan a digerir. Pues bien, deje de preocuparse, cuando haya adoptado los principios alimenticios indicados en este libro, dejará de tener problemas de digestión, incluso después de una comida copiosa.

La cerveza

La cerveza también es una bebida que hay que tomar con mucha moderación.

No hace falta haber vivido en Alemania para saber cuáles son los efectos secundarios de la cerveza: aerofagia, aumento de peso (sobre todo si la tomamos fuera de las comidas), mal aliento, indigestión (a pesar de contener diastasas, unas pequeñas enzimas cuyo papel es precisamente el de activar la digestión).

Hay que ser prudente con la cerveza, ya que contiene al mismo tiempo alcohol y sobre todo un glúcido (la maltosa) cuyo índice glucémico es muy elevado (IG: 110).

Por otra parte, hay que saber que la asociación de alcohol y azúcar favorece la hipoglucemia, que está en el origen de las fatigas y por lo tanto del bajo rendimiento (ver capítulo VI sobre la hipoglucemia).

Así pues, si es usted un gran bebedor de cerveza, será mejor que acepte reducir bastante su consumo, sobre todo fuera de las comidas. Durante las comidas, podrá seguir bebiendo un máximo de 20 cl, pero tiene que saber que su adelgazamiento podría ser más eficaz si aceptara prescindir de cerveza durante la Fase I.

El vino

Ya hemos hablado del vino antes, pero vale la pena tocar de nuevo el tema, pues hay muchas cosas interesantes e incluso muy positivas que decir acerca del vino.

Desde principios de los años ochenta, numerosos estudios científicos han demostrado que el vino (especialmente el tinto) tiene virtudes medicinales incontestables, pero también preventivas de algunas patologías.

Por ejemplo, se ha demostrado que un consumo moderado y regular de vino[3] puede ser un factor eficaz de disminución del riesgo cardiovascular. En efecto, los estudios que condujeron a la comprobación de la «Paradoja francesa» demostraron que si los franceses tenían tres veces menos posibilidades de sufrir un infarto que los estadounidenses era precisamente porque bebían once veces más vino.

Más recientemente, en 1995, se evidenció que el efecto especialmente benéfico del vino se debía sobre todo a los potentísimos antioxidantes que contiene: los polifenoles. Por otra parte, también se ha demostrado que algunos de estos polifenoles permitían, mediante un consumo moderado de vino, prevenir algunos cánceres e incluso la enfermedad de Alzheimer.

Pero lo que nos interesa saber aquí en particular es si el consumo de vino puede estar en el origen de la gordura.

Ya hemos indicado que una cantidad excesiva de vino (alcohol) podía efectivamente contribuir al aumento de peso. En cambio, un consumo de entre 2 y 3 vasos debería ser más o menos neutro.

Un vasito de vino (10 cl) al final de la comida incluso podría tener, según algunos expertos, efectos positivos en la secreción insulínica.

Si tiene la fuerza de voluntad necesaria para no ir más allá de pequeñas dosis, su adelgazamiento sería más eficaz. Para los demás, recomiendo más bien que se abstengan de beber vino durante toda la Fase I de adelgazamiento.

En la Fase II, como veremos más tarde, se podrá tomar vino cada día sin que ello afecte el mantenimiento del peso. Sin embargo, habrá que administrar bien el consumo de vino respecto a los otros glúcidos consumidos.

Cuando se encuentre en la Fase I, es decir en la fase en la que más estricto hay que ser con los principios, quizá le resulte difícil asistir a una comida con familiares o amigos sin beber una sola gota de vino. Además, si de entrada comenta que no beberá, quizás pueda resultar molesto para los demás.

Mi consejo es el siguiente: deje que le llenen el vaso y cójalo en su mano con la misma naturalidad que si bebiera normalmente, pero moje los labios en lugar de beber.

3. Ver el libro *A la salud por el vino* de Michel Montignac, Muchnik Editores.

Yo mismo practiqué este método durante varias semanas y créame, nadie se dio cuenta nunca de que yo no «participaba».

De la misma manera, nadie se da cuenta de que no como ni una migaja de pan. Para disimular, siempre me corto un trozo de pan, pero ahí se queda, sobre la mesa. Jamás lo «toco» realmente.

Para terminar con este punto, indicaremos que la cantidad de alcohol en el vinagre es perfectamente desdeñable. Por lo tanto, podemos utilizarlo para aliñar las verduras crudas y las ensaladas, a menos que prefiera el limón.

El café

El auténtico café, el expreso a la italiana muy cargado, no es, como algunos piensan, el más peligroso. Debido a la presión que experimenta, la dosis de cafeína no tiene por qué ser forzosamente muy elevada aunque su sabor sea muy fuerte.

En realidad, el café hecho en infusión (de filtro), tal y como lo preparan los estadounidenses, es el más peligroso. Aun cuando se supone que es ligero (al estar tan claro como el té), sigue teniendo mucha cafeína.

Si deseamos triunfar en nuestro programa de adelgazamiento, hay que jugar todas las cartas a nuestro favor. Así pues, hay que saber que la cafeína, aunque no sea un glúcido (malo), sigue teniendo el poder de provocar un ligero aumento de la secreción de insulina, especialmente entre los hiperinsulínicos. Por esa razón, le recomiendo ir con mucho cuidado con el café e incluso suprimirlo, al menos al principio.

Si es usted un gran bebedor de café muy fuerte, sin duda es porque siente la necesidad de un excitante para despertarse.

Si acostumbra a sentir cansancios repentinos, especialmente hacia las once de la mañana o durante la digestión a media tarde, es porque sufre hipoglucemia (ver el capítulo VI al respecto).

Por lo tanto, beba café descafeinado o café arábigo que contiene mucha menos cafeína.

El consumo excesivo de café se debe, al igual que el del azúcar, el tabaco o el alcohol, a una especie de dependencia que se ha ido desarrollando a lo largo de los años. Así que conviene romper ese lazo de una vez por todas. Si está lo suficientemente motivado para adelgazar de forma significativa, aproveche la ocasión para llegar hasta el final de las resoluciones necesarias.

Cuando haya obtenido los resultados anhelados y su páncreas haya vuelto a un funcionamiento normal, podrá, de vez en cuando (en la Fase II) tomarse un buen expreso después de la comida.

Las gaseosas y las sodas

Estas bebidas se preparan generalmente a partir de extractos de frutas o de plantas, casi siempre sintéticas, y tienen todas el mismo defecto: contienen mucho azúcar (IG: 70).

Por lo tanto, son condenables y hay que excluirlas totalmente, no sólo porque tienen mucho azúcar, sino también porque el gas artificial que contienen provoca aerofagia.

Aunque estén elaboradas a base de extractos naturales, hay que desconfiar de los refrescos, que pueden ser tóxicos. En efecto, los extractos naturales de cítricos contienen trazas importantes de sustancias nocivas, como los terpenos.

En cuanto a las peores sodas, las que están elaboradas a base de cola, debieran o bien estar prohibidas, o bien llevar una advertencia como la de los paquetes de tabaco: «Éste es un producto peligroso que puede dañar gravemente su salud».

En cualquier caso, es de lamentar que el consumo de bebidas con cola haya alcanzado la generalización de que goza en el mundo entero.

Dejo que el doctor Emile-Gaston Peeters haga sus comentarios sobre la cuestión:

«Hoy en día las bebidas hechas a base de cola que se encuentran en el mercado europeo contienen aproximadamente 21 mg de cafeína y 102 mg de ácido fosfórico por cada 19 cl (contenido medio de una botella pequeña). La cafeína tiene propiedades excitantes. El ácido fosfórico es intensamente acidificante y su alta concentración en fósforo puede desequilibrar la relación calcio/fósforo de la alimentación, con un grave peligro de déficit en la fijación ósea del calcio. Finalmente, habría que asegurarse de que el ácido fosfórico utilizado no contenga indicios demasiado evidentes de metales pesados tóxicos. La conclusión es sencilla. Las bebidas hechas a base de cola, por su composición actual, deberían estar *muy desaconsejadas a los niños y a los adolescentes*. No son beneficiosas para nadie».

Esta declaración no necesita ningún comentario añadido.

Tanto si es para sus hijos como para usted mismo, la recomendación en firme es la misma: ¡Nada de gaseosa, nada de refrescos y, sobre todo, nada de bebidas a base de cola!

La leche

La leche entera es un alimento complejo ya que contiene al mismo tiempo proteínas, glúcidos (lactosa) y grasas.

Como veremos más adelante, las grasas de la leche son más bien malas (saturadas). Por esa razón, conviene consumir leche desnatada. En mi opinión, es preferible consumir leche en polvo desnatada, ya que si ponemos una mayor cantidad de polvo de la que se recomienda normalmente, se puede obtener un líquido untuoso rico en proteínas, lo cual puede constituir una ayuda suplementaria al adelgazamiento.

El queso blanco con 0 % de materia grasa será a menudo recomendado en la aplicación del Método. Se trata de un alimento interesante debido a su riqueza en proteínas y a su bajo índice de glúcidos (5 g por cada 100 g). Pero más vale siempre optar por queso fresco muy escurrido, para deshacerse al máximo de la lactosa (suero). Por lo tanto, habrá que evitar algunos requesones que han quedado homogeneizados mediante un proceso industrial.

Entre los productos lácteos, será conveniente consumir yogures (enteros o desnatados) debido a las múltiples ventajas que sus fermentos lácticos tienen para la salud.

Los zumos de fruta

Lo que se ha dicho antes sobre la fruta también es válido para los zumos de fruta frescos, es decir, el zumo obtenido inmediatamente después de haberlo exprimido.

Sin embargo, su índice glucémico es más elevado que el de la fruta de la que procede por la sencilla razón de que les falta la pulpa, es decir, la fibra. Por eso, el zumo de fruta puede provocar un aumento de la glucemia (a excepción del limón) y convendrá por esta razón consumir directamente fruta durante la fase de adelgazamiento.

En cuanto a los zumos de fruta comerciales, aunque sean de «fruta 100 %» y sin azúcar añadido, son más pobres en vitaminas y en fibras que el zumo de fruta fresco. Por otra parte, su nivel de acidez es excesivo. Así pues, su consumo debe ser excepcional.

PUESTA EN PRÁCTICA DE LA FASE I

Poner en práctica la Fase I de nuestro Método resulta muy fácil. Pero para conseguirlo, habrá que asimilar perfectamente los *elementos básicos del sistema.*

Y a tenor de mi experiencia, es seguramente en este nivel donde se pueden producir algunos fracasos.

No dudo de su capacidad intelectual para asimilar un nuevo concepto. Pero en el caso que nos interesa, hay que deshacerse previamente de los prejuicios, que arraigados en nuestro subconsciente, constituyen un auténtico condicionante cultural. Desgraciadamente, las ideas sencillas y los principios científicos «elementales» que aquí se exponen todavía no han traspasado más que las paredes de unas pocas consultas médicas. Así, no confíe en que su entorno le sea de mucha ayuda.

Además del respeto hacia los grandes principios metabólicos descubiertos en los capítulos anteriores, también será conveniente, en aras de una mayor eficacia, aplicar algunas reglas de sentido común.

Una de estas reglas es que resulta imperativo *no saltarse jamás una comida* (especialmente la del mediodía), ya que esto trastornaría el organismo, que podría hacer más reservas de las normales durante la comida siguiente.

Hay que hacer tres comidas al día, y eventualmente merendar. Haga un desayuno copioso, un almuerzo normal y una cena ligero, ya que el mismo alimento, sobre todo si es graso, «engorda» más por la noche que por la mañana.

La puesta en práctica de la Fase I se basa en un principio sobre el cual se fundamenta el Método, y en dos normas de aplicación:

- *El principio fundamental*: llevar a cabo selecciones alimenticias que provoquen una resultante glucémica lo más baja posible al final de la comida para limitar la respuesta insulínica a su mínima expresión.
- *Las normas de aplicación*: son posibles dos tipos de comida:

  a) comida mayoritariamente prótido-lipídica (carne y grasa) que sólo incluirá glúcidos con índices glucémicos *muy bajos* (inferior o igual a 35) como las lentejas verdes, los garbanzos, la verdura...

b) comida mayoritariamente glúcido-proteínica que no incluirá *ninguna* grasa saturada y *pocas* grasas poli y monoinsaturadas. Se seleccionarán los glúcidos entre aquellos que tengan índices glucémicos inferiores a 50.

EL DESAYUNO

Desayuno fórmula n.º 1

Será mayoritariamente glúcido-proteínico, es decir, tendrá pocas grasas y muchos glúcidos con bajo índice glucémico.

Nada más despertarnos podremos comer una o varias frutas y empezar el desayuno aproximadamente un cuarto de hora después; mientras tanto podremos aprovechar para asearnos o ver las noticias matinales en la tele.

1.ª opción: se compondrá mayoritariamente de pan rico en fibra (pan completo, pero preferentemente *auténtico* pan integral). No existe ninguna norma al respecto, cada panadería puede en realidad hacer su pan llamado «especial» como le plazca. Por esa razón, su pan «completo» sólo tiene de completo el nombre, pues generalmente es el resultado de una mezcla de harina blanca y «cierta cantidad» de materias deducidas durante el refinado.

Pero el pan completo también puede hacerse simplemente con una harina menos refinada.

En cuanto al pan de salvado, procede de una mezcla de harinas blancas y de cierta proporción de salvado.

Sin embargo, en este caso tampoco ninguna norma indica al profesional a partir de qué porcentaje podrá usar la denominación. Por otra parte, el salvado añadido suele proceder muy a menudo de trigos de cultivo agroindustrial intensivo moderno, es decir, que es muy probable que contenga residuos de pesticidas.

Por eso le aconsejo que opte por *auténtico* pan integral (fresco o tostado), que no suele ser muy fácil de encontrar. Puede obtenerse en tiendas de productos naturales.

Un auténtico pan integral conserva *la integralidad* de los componentes del grano de trigo, lo que lo convierte en un glúcido «bueno» (con un índice glucémico bajo. Es cada vez más rico en proteínas, sales minerales, oligoelementos y vitaminas del grupo B.

También puede optar por comprar pan de tipo alemán (*schwarzbrot* o *pumpernickel*) que a veces encontramos en las grandes superficies, pero fíjese bien en su composición, ya que suele contener azúcar y sobre todo grasas saturadas (aceite de palma). También éste suele ser el caso de los famosos panecillos suecos.

Opcionalmente o sólo para variar los placeres, también puede recurrir a los *crackers ricos en fibras* o que contengan avena (cereal rico en fibras solubles).

En todos los casos habrá que excluir cualquier tipo de biscote clásico ya que además de estar elaborado con harinas blancas contienen generalmente grasas malas y azúcar.

Pero entonces ¿qué le vamos a poner al pan integral o a sus sustitutos? Naturalmente, durante la Fase I convendrá no ponerle ni mantequilla ni margarina, cosa que sí se podrá hacer eventualmente durante la Fase II.

Sobre todo, no le ponga miel ya que su índice glucémico es muy elevado (IG:90), ni siquiera la confitura clásica que contiene un 65 % de azúcar. Le propongo dos opciones:

- utilizar «mermelada» de fruta sin azúcar, es decir, pulpa de fruta gelatinada con pectina y con la garantía de no contener azúcar añadido. Si bien el gusto es parecido (aunque menos dulce), no tiene nada que ver con la confitura clásica.

  El índice glucémico de este producto es bajo, lo cual lo convierte en un excelente acompañamiento para el pan integral;
- o bien, requesón con 0 % de materia grasa o yogur natural que podremos consumir tal cual o aromatizado con mermelada sin azúcar añadido o también salado, pimentado...

  La diferencia de contenido en grasas entre un yogur magro y un yogur natural es de 1,2 g por cada 100 g, lo cual no es nada desdeñable.

2.ª *opción:* el desayuno en la Fase I también podrá estar constituido de cereales *sin refinar* comprados con la mayor cautela, ya que no deberán contener azúcar, ni miel, ni caramelo, ni maíz, ni arroz inflado... Los mueslis que tengan las mismas características también serán bienvenidos.

Se podrá tomar cereales sin refinar (copos de avena, copos con cinco cereales, mueslis...) con leche desnatada (caliente o fría) o también mezclados con queso blanco con 0 % de materia grasa o con yogur natural.

Incluso se le podrá añadir en caso necesario un poco de mermelada de fruta sin azúcar.

En cualquier caso será conveniente evitar a cualquier precio los cereales elaborados con harinas refinadas, que son los que más se encuentran, por ejemplo los que contienen arroz inflado (IG: 85) o también los que están hechos a partir de harinas de maíz refinadas como los famosos *corn-flakes* (o *rice-flakes*) cuyo índice glucémico es de 85.

En cambio, podremos incorporar los All-bran en pequeña cantidad ya que son muy ricos en fibras, aunque desgraciadamente contienen azúcar.

Naturalmente el consumo conjunto de pan integral y cereales sin refinar es aceptable.

Para acabar hay que indicar que es del todo posible tomar un desayuno a base de fruta añadiéndole un producto lácteo desnatado y un yogur, de manera que se obtenga un aporte proteínico suficiente.

Desayuno fórmula n.º 2

Será mayoritariamente prótido-lipídico, y por lo tanto salado. Puede estar compuesto de jamón, bacon, queso o también huevos (revueltos, pasados por agua o al plato). Es un típico desayuno anglosajón, con la diferencia de que en la Fase I, más vale abstenerse de consumir glúcidos para evitar un aumento del riego cardiovascular (ya que las grasas son mayoritariamente saturadas) mediante un aumento de la insulinemia que favorecería el almacenamiento de estas grasas nocivas.

Así que nada de tostadas aunque el pan sea integral.

Es la fórmula ideal cuando estamos en un hotel en el que el pan rico en fibra y los cereales sin refinar no abundan, o también durante el fin de semana, cuando disponemos de poco tiempo para su preparación.

En cambio, desaconsejamos este desayuno a aquellos que desean dedicar la mañana a practicar deporte, ya que la ausencia de glúcidos en este desayuno prepara poco el organismo para efectuar ejercicios físicos intensos.

Sin embargo, es importante que sólo sea una excepción ya que es muy rico en grasas saturadas.

Incluso hay que puntualizar que está del todo contraindicado para aquellos que sufren hipercolesterolemia o problemas cardiovasculares en general.

Debido a que este desayuno tiene pocos glúcidos, a excepción de la lactosa de la leche y del eventual yogur, será conveniente, para obtener un equilibrio alimenticio, tenerlo en cuenta en las elecciones que haremos a lo largo del día.

Esto significa que las otras comidas del día deberán ser ricas en glúcidos «buenos» y pobres en grasas «malas» (saturadas).

Las bebidas en el desayuno

La selección de bebidas durante el desayuno podrá realizarse a partir de las propuestas siguientes:

- café descafeinado (café poco rico en cafeína como el arábigo)
- té ligero (en caso contrario, puede ser demasiado rico en teína, similar a la cafeína)
- achicoria (pura o mezclada con café)
- leche desnatada (la que está en forma de polvo permite realizar una mezcla untuosa más concentrada)
- cereales torrefactos, que tienen la ventaja de no contener cafeína.

En la Fase I habrá que evitar las bebidas de cacao salvo quizás en el caso del niño (con la precaución de elegir un preparado sin azúcar ni grasa).

Evidentemente, todas estas bebidas deberán tomarse sin azúcar. Como mucho con un edulcorante sintético (aspartamo) o un poco de fructosa, pero tratando de desacostumbrarnos poco a poco al sabor del azúcar hasta progresivamente prescindir de él.

EL ALMUERZO

El almuerzo, tanto en casa como fuera, tendrá que estar compuesto en su mayor parte de proteínas, lípidos y glúcidos con un índice glucémico *muy* bajo.

Las proteínas procederán esencialmente de la carne, el pescado, los huevos y los productos lácteos.

Los lípidos serán o bien los que se asocian a las proteínas, o bien aquellos que hayamos añadido en las preparaciones (aceite de oliva, por ejemplo).

La selección de las grasas será especialmente importante para poder así prevenir riesgos cardiovasculares.

Los glúcidos consumidos durante estas comidas serán seleccionados exclusivamente entre aquéllos cuyo índice glucémico es inferior o igual a 35, cuya lista se encuentra en la tabla de la pág. 38 y que recordamos en las páginas siguientes.

El menú tipo del almuerzo será el siguiente:

- verduras crudas o sopa (fría o caliente)
- pescado, carne roja o ave
- guarnición (alimentos glucídicos con IG inferior o igual a 35
- ensalada
- queso o yogur
- bebida: agua, eventualmente 10 cl de vino tinto o 20 cl de cerveza, hacia el final de la comida.

Entrantes

Todas las ensaladas están permitidas siempre que ninguno de sus componentes sea un glúcido malo.

Es el caso generalmente de la ensalada «Niçoise». Así que asegúrese, antes de pedir, de que no tenga *ni patatas, ni maíz, ni zanahoria cocida, ni remolacha.*

Las verduras crudas pueden aliñarse con aceite de oliva, de girasol, de colza y con vinagre o limón.

Si está en un restaurante puede pedir una ensalada con tacos de beicon. Sin embargo, tiene que asegurarse, cuando pida su ensalada con tacos de beicon, de que no tenga tostones ya que en la mayoría de los casos los cocineros tienen la mala costumbre de mezclarlos.

¡Manténgase alerta! No empiece a tolerar esos «pequeños errores» que en realidad son enormes teniendo en cuenta el objetivo que persigue. Sea exigente con el camarero del restaurante. Si usted ha dicho «sin tostones» o «sin maíz» no sea condescendiente y acepte «por una vez» porque el camarero está saturado de trabajo.

Si quiere que el jefe de comedor o el camarero lo tome en serio, hay que mostrarse convincente e insistir en el hecho de que *no puede existir ninguna posibilidad de que encuentre la menor huella de algo que no desea en el plato servido.*

Personalmente, he descubierto que la mejor manera de hacerse respetar en este sentido es decir que somos alérgicos. Siempre funciona. Mientras su ensalada se componga de judías verdes, puerros, alcachofas, col, coliflor, tomates, endibias, espárragos, champiñones, nabos, queso o embutidos, o incluso lentejas, garbanzos o judías secas, coma cuanto quiera. Hay que excluir de esta lista de entrantes: la ensalada de remolacha roja, ya que su índice es de 65 y, como ya hemos dicho, el maíz.

En cuanto a los huevos, no existe ninguna restricción, ni siquiera en mayonesa. ¡Pues sí! Se puede tolerar un poco de mayonesa o un poco de nata descremada ya que su contenido calórico no nos interesa. Esto no significa que las pueda comer con desenfreno. Si le gusta la mayonesa o la nata descremada, las puede comer normalmente. Pero si tiene tendencia al colesterol, más vale ser prudentes y evitarlas (ver capítulo VIII).

Como entrantes, también puede tomar atún, sardinas en aceite, cangrejo, cigala o salmón, tanto ahumado como marinado.

Plato principal

El plato principal se compondrá esencialmente de carne roja, ave o pescado, guarnecido con alguna verdura. No hay ninguna restricción en este ámbito, salvo en la preparación; de todos modos se aconseja dar preferencia al pescado en la selección, teniendo en cuenta que sus grasas son mucho mejores para la prevención de los riesgos cardiovasculares. Por otra parte, sabemos que las grasas del pescado se almacenan mucho menos fácilmente que las demás. Incluso algunos estudios han demostrado que pueden contribuir a favorecer la pérdida de peso.

La carne y el pescado jamás deben estar empanados, ya que el pan rallado es un glúcido muy malo, transformado por otra parte en una esponja de grasas malas.

De la misma manera, el pescado no deberá ser rebozado previamente con harina. Por lo tanto, desconfíe del lenguado *à la meunière*. Acostúmbrese a pedir siempre el pescado a la plancha.

Por otra parte, hay que evitar las grasas de cocción y de fritura, que no siempre son fáciles de digerir, pero que sobre todo son malas por su incidencia en los riesgos cardiovasculares.

¡Cuidado con las salsas! Si es usted un adepto de la *nouvelle cuisine*, las salsas suelen ser muy ligeras, en la medida en que no contienen harina. La mayoría de las veces son el resultado del añadido de un caldo o una nata ligera al plato de cocción.

En la cocina tradicional, la salsa suele estar repleta de harina blanca, lo cual la convierte en muy perjudicial según nuestros principios.

Si se come una buena carne asada, puede eventualmente acompañarla con una salsa bearnesa en la medida en que no tenga problemas de colesterol, ya que contiene mantequilla y yema de huevo.

Si toma mostaza, evite la mostaza suave que contiene azúcar.

En cuanto a las guarniciones, seleccione prioritariamente las verduras con fibra de que disponga. Del tomate al calabacín, pasando por las berenjenas, la coliflor, el brécol o también las judías verdes, tiene mucho donde elegir. Consulte la lista en la (pág. 42) para conocerlas mejor, ya que son muy numerosas.

Tal y como ya le he aconsejado, si cuando está en un restaurante sólo le ofrecen glúcidos malos, entonces coma simplemente ensalada (lechuga, mate, escarola o diente de león). De hecho, puede comer tanta ensalada como quiera, como entrante, como plato principal, antes del queso o con él.

El queso

Comer queso hacia el final de la comida es una costumbre muy francesa, pero en cualquier país puede apetecer comer queso después del plato principal.

Sin embargo, tendrá que acostumbrarse a comer queso sin pan, pues aunque disponga de *auténtico* pan integral, su índice glucémico será por lo menos de 40.

Por lo tanto, no vale la pena correr ese riesgo, especialmente en la Fase I.

Así pues, lo mejor es comer queso con ensalada.

Otra técnica consiste en comer queso duro (cantal, conté, manchego...) como complemento de un queso blando.

Durante la Fase I, todos los quesos están autorizados.

Pero también se puede acabar una comida de este tipo con un yogur o con requesón bien escurrido.

Sin embargo, no hay que excederse nunca en el consumo de requesón (efectivamente, algunas personas tienen tendencia a comer requesón en todas sus comidas) ya que, como algunos autores, pensamos que las proteínas de la leche contienen un factor de crecimiento e incluso de aumento de peso (necesario para el engorde del ternero y que también podría ser activo en el caso del hombre).

Esto es lo que explicaría que un consumo excesivo de productos lácteos pueda afectar a la pérdida de peso.

Por otra parte, algunas personas, especialmente las de la tercera edad, toleran mal los productos lácteos, pues rechazan la lactosa debido a que tienen un déficit enzimático para digerirlos. Esta intolerancia (que no tiene nada que ver con una alergia) puede ser fuente de fermentación y de aerofagias muy desagradables.

Los postres

El gran problema de los postres clásicos es que, por definición, están hechos a partir de tres ingredientes principales: harina blanca, azúcar y mantequilla.

Algunos postres «Montignac» podrán elaborarse a partir de fruta cocida (manzanas, peras, albaricoques, melocotones...), huevos y fructosa, un azúcar «natural» que tiene un bajo índice glucémico, pero también se podrán elaborar a partir de chocolate amargo con más de 70 % de cacao. He tratado mucho el tema de la elaboración de estos postres sin glúcidos «malos» en mis diferentes libros de recetas (ver también el anexo). Pero su consumo queda más bien reservado a la Fase II de estabilización.

Durante la Fase I, siempre podrá tomar alguno de vez en cuando (por ejemplo, el domingo) siempre que esté seguro de que los glúcidos con los que se elabore tengan un índice glucémico inferior o igual a 35. Algunos postres pueden prepararse con edulcorantes, pues no necesitan una cocción importante, como por ejemplo, los flanes, las natillas o los huevos batidos a punto de nieve.

Pero prefiero la fructosa, que funciona mucho mejor en pastelería, ya que tiene la misma consistencia que el azúcar y soporta bien el calor.

Bebidas

Durante la Fase I, ya hemos dicho que convenía evitar toda bebida con alcohol, a menos que seamos capaces de conformarnos con un vasito de vino tinto (10 cl) o de cerveza (20 cl) hacia la mitad o el final de la comida (jamás en ayunas). Por lo tanto, beba agua, té ligero o bien infusiones.

De todas maneras, le recomiendo que beba poco durante las comidas, ya que corre el riesgo de ahogar sus jugos gástricos, lo cual tiende a alterar la digestión. En cualquier caso, cuando beba, no lo haga antes de la mitad de la comida. Evite beber nada más sentarse a la mesa. Es una mala costumbre demasiado extendida. Será mejor que beba entre las comidas (un litro y medio como mínimo). ¡Recuérdelo!, porque es muy fácil olvidarse.

Si tiene la obligación (por razones profesionales, por ejemplo) de asistir a grandes comidas durante la Fase I, le recuerdo que debe prescindir del aperitivo con alcohol. Tómese un zumo de tomate o un agua con gas.

Si no puede rechazar una bebida con alcohol (por ejemplo, hay un martini preparado para todo el mundo y se lo ponen en la mano nada más llegar), acéptela pero no se la beba. Mójese los labios de vez en cuando para «participar», pero no se la tome. En el momento adecuado, «olvide» su copa en algún sitio sin que nadie se dé cuenta. En algunos casos, quizás le pueda costar deshacerse de su copa. Déjela al alcance de esos grandes bebedores que siempre se las apañan para apoderarse «por descuido» de la copa de los vecinos, especialmente cuando está llena. Si no hubiese ningún espécimen de esta especie en su entorno inmediato, lo cual sería sorprendente, ya que proliferan por todas partes, siempre le queda el recurso de las macetas, el cubo de hielo del champán, la ventana, si es verano, o el lavabo.

RECEPCIONES O INVITACIONES

Si se encuentra en la Fase I y asiste a una recepción, he aquí unos consejos:

Como ya hemos dicho anteriormente, acepte la copa de champán que le han puesto en la mano. Consérvela durante cierto tiempo, y luego abandónela discretamente.

La comida que se sirve en las recepciones constituye siempre un auténtico problema. Pero no hay problema sin solución.

Naturalmente, de ninguna manera podrá comer canapés por muy pequeños que sean, ya que están elaborados a partir de glúcidos «malos». En cambio, muy a menudo, sí que podrá comer lo que hay en los canapés, salmón, salchichón, espárragos, tomate, etc. Si tiene la habilidad suficiente para separar la parte superior del pan, ¡enhorabuena!

Nada es imposible cuando se está motivado. En una recepción siempre hay cosas acordes con nuestras normas alimenticias.

¡Busque el queso! Normalmente, siempre hay queso, de una forma u otra. Puede comer una loncha o unos pocos taquitos.

Si no, busque el salchichón o la típica salchicha pequeña de las recepciones.

Si considera que forma parte de la categoría de personas que no pueden resistirse frente a un escaparate de comida, si piensa que sucumbirá ineluctablemente porque cuando tiene hambre es incapaz de dominarse, he aquí una solución: antes de asistir a una recepción, coma algo permitido para «llenar» su estómago.

A mediados del siglo XIX, mi tatarabuelo, que tenía seis hijos, recibía todos los años una invitación para comer con su familia en casa del director de la compañía en la que trabajaba. Según me han dicho, mi tatarabuela siempre tomaba la precaución de dar de comer una sopa espesa a sus seis hijos antes de salir. Con el estómago lleno, aquellos encantadores chiquillos mostraban así un entusiasmo mucho menos excesivo a la hora de comer los platos excepcionales que jamás comían en su casa. Así es cómo mis tatarabuelos se ganaron pronto la fama de tener hijos extremadamente bien educados.

Si teme no poder resistirse frente a la bacanal de comida de una recepción, coma un huevo duro o un trozo de queso antes de salir. De hecho, puede adquirir la costumbre de llevar siempre quesitos consigo. Estos pequeños tentempiés le serán útiles para calmar el hambre que pueda tener hacia el final de la mañana o de la tarde. Lo cierto es que lo ideal sería comer fruta rica en fibra, por ejemplo una manzana.

Salvo en el caso de los niños, para quienes la merienda es necesaria, si sus comidas están adecuadamente compuestas y son ricas en proteínas y en fibra, no debería tener hambre entre comida y comida. De todas maneras, ¡no debe confundir merendar con picar!

En caso de ser invitado a casa de unos amigos, la situación a la hora de poder seleccionar su comida será por definición más difícil, pues su margen de maniobra quedará considerablemente reducido.

Examinemos la situación bajo todos los ángulos. Quizás estos amigos sean gente a la que conoce bien. Incluso se podría tratar de miembros de su familia. En tal caso, aproveche la confianza que tiene con ellos para «poner las cartas sobre la mesa». Pregunte previamente lo que habrá para comer y no tema hacer alguna sugerencia.

En caso de que no tenga mucha confianza con sus anfitriones, deberá apañárselas a última hora e improvisar sobre la marcha. Si esta invitación tiene carácter «excepcional», el nivel de la comida irá a la par. Por lo tanto, sería sorprendente que le dieran de entrada arroz, maíz o patatas.

Si hay paté, puede comer sin remordimientos ya que es del todo aceptable, al contener grasas buenas. Pero, por favor, *no se coma la tostada que lo acompaña, ya que por fuerza estará hecha a partir de harinas blancas. Nadie le obliga a ello, ni siquiera la buena educación.*

Si le sirven un magnífico *soufflé* de queso, coma como los demás, aunque contenga harina. Pero no se deje llevar por el pretexto de que ya está en «zona peligrosa». No empeore la situación repitiendo tres veces.

Si el entrante es un hojaldre de paté, coma el interior que suele ser un prótido-lípido y deje discretamente el resto en un rincón de su plato. En la medida en que no se encuentra con gente familiar, nadie tendrá la mala educación de decirle: «¡Pero si se está dejando lo mejor!». Aunque quizás lo esté pensando, el ama de casa evitará preguntarle por qué «no le ha gustado su hojaldre».

En cuanto al plato principal, no creo que tenga problemas con las guarniciones, ya que suelen ser variadas. Sería muy de extrañar que, en una cena, sólo se sirviera una verdura. Por eso, junto a las patatas, que nadie le obligará a comer, sin duda habrá judías verdes, brécol, champiñones o cualquier verdura «aceptable» para usted.

Pero si le dan ya el plato servido lo tendrá más difícil. En cualquier caso, tenga lo que tenga en su plato, nadie le obliga a comerlo.

Si después de eso, sigue teniendo hambre, compense con la ensalada, y sobre todo con el queso.

Si le hace los honores al queso, el ama de casa lo apreciará y le perdonará el haber dejado el hojaldre de su pastel. Para que una bandeja de quesos sea hermosa, tiene que estar bien guarnecida, con un gran número de variedades. Los invitados no suelen comer mucho queso, ya que después de todo el pan (blanco) que han tomado no les queda sitio. ¡Así que hágale los honores a la bandeja de quesos!

Evidentemente, el momento más crítico llega con el postre, porque siempre resulta difícil decir «no, gracias, no me apetece». Así que insista para que le sirvan únicamente *un trocito de nada* y haga como los que ya no tienen hambre, deje buena parte en el plato.

Finalmente, espere lo más que pueda antes de empezar a beber. Beba preferentemente vino tinto, en especial con el queso. Pero beba lo menos posible.

Si la situación ha sido mucho peor de lo que se esperaba, si realmente no ha tenido la imaginación suficiente para escapar de la agresión de los glúcidos «malos», cuando se encuentra en medio de la Fase I, sólo le queda ir con más cuidado en el futuro al aplicar sus nuevos principios alimenticios.

Tiene que saber que en la Fase I sigue siendo muy frágil. Hasta que su páncreas no haya experimentado un largo período de reposo, seguirá con la tentación de responder con un exceso de insulina frente a cualquier tentación intempestiva.

Ésa es la razón por la cual si, de un día para otro, su organismo recibe una gran cantidad de glúcidos «malos», tras una época de total privación, lo normal es que se lo pase en grande. Por lo tanto, corre el peligro de reconstituir en una noche las grasas que había tardado varios días en perder.

Cuanto más avanzado esté en el seguimiento de la Fase I (que debe extenderse durante al menos dos o tres meses), menos catastrófica será la recuperación de peso.

En cambio, si realiza un «exceso importante» entre dos y tres semanas después de haber iniciado la Fase I, corre el peligro de volver de pronto a un nivel cercano al que tenía cuando empezó, lo cual puede resultar muy desalentador. Sin embargo, tiene que convencerse, al igual que en otras circunstancias, de que la pérdida de una batalla no compromete sus opciones de ganar la guerra.

LA CENA

La gran diferencia entre el almuerzo y la cena estriba en que, la mayoría de las veces, la cena se realiza en casa, lo cual es a la vez una ventaja y un inconveniente. Es un inconveniente porque, en casa, el abanico de posibilidades es más limitado. Y además, en casa casi siempre estamos en familia y hay un menú común para todo el mundo.

Pero si ha podido convencer a su entorno familiar y dar las recomendaciones convenientes, no debería de encontrarse con ninguna dificultad.

La cena será:

- O bien idéntica a la comida, pero más ligera, es decir limitando el consumo de grasas y favoreciendo la verdura.
- O bien prótido-glucídica como el desayuno, es decir, compuesta esencialmente de glúcidos «buenos», y evitando los aportes de grasas saturadas (carne, mantequilla, productos lácteos...) y limitando al máximo los aportes de grasas poli y monoinsaturadas (como mucho, algo de vinagreta para la ensalada). Efectivamente, las grasas de la cena son las que se almacenan con mayor facilidad. La actividad hormonal nocturna y el equilibrio del sistema nervioso vegetativo facilitan la constitución de las grasas de reserva. Las grasas de la cena (especialmente si están saturadas) corren de este modo un riesgo mayor de quedar almacena-

das que si se hubiesen consumido durante la primera parte del día.

Cena n.º 1

Al igual que el almuerzo, podrá estar compuesta de un entrante, una ensalada, por ejemplo, o de verduras crudas, pero también de una sopa que sólo tenga glúcidos «buenos». El plato principal estará formado por proteínas y lípidos (carne, pescado, huevos...) acompañados por una de las verduras reseñadas en la lista de glúcidos con IG muy bajo.

Lo ideal sería iniciar la cena con una buena sopa de verduras. En esta sopa podría haber puerros, apio, col, etc. Deberá llevar exclusivamente verduras que aparecen en la tabla de los IG muy bajos. ¡Pero cuidado! La cocinera podría tener la tentación de añadirle una patata, si cree que no puede haber una sopa de verduras sin patata. En efecto, la patata tiene la facultad de ligar la sopa, pero el apio puede desempeñar el mismo papel. Hay otra manera de ligar la sopa: se añade una yema de huevo o unos pocos champiñones pasados por la batidora y convertidos en puré. Por otra parte, se ha demostrado que una sopa con muchos trozos grandes favorece en mayor medida el adelgazamiento que si está batida y demasiado líquida.

Por la noche, habrá que evitar comer carne, a excepción de la de ave. Será mejor que tome huevos, pero en la medida de lo posible, dele prioridad al pescado, ya que, como hemos visto, las grasas de pescado son mucho más difíciles de almacenar. Algunos estudios apuntan incluso a que favorecen la pérdida de peso.

Por la noche, evite los embutidos, especialmente si ha tomado carne de ternera, cordero o cerdo al mediodía, ya que supondría un aporte demasiado alto de grasas saturadas para un solo día. Estas grasas son más dadas al almacenamiento y su consumo excesivo podría poner en peligro su índice de colesterol.

Como producto lácteo, el queso siempre será bienvenido, pero conviene alternarlo con el yogur, ya que éste tiene importantes virtudes nutritivas. No solamente permite equilibrar la flora intestinal, sino que además se ha descubierto recientemente que contribuye a reducir el nivel de colesterol y a reforzar las defensas frente a las infecciones, y también a luchar contra el estreñimiento. ¡Pero cuidado! Coma únicamente yogures buenos, sin aromas artificiales ni fruta dulce. Para asegurarnos de que no vamos a equivocarnos, compraremos yogures naturales o con bífidus.

Como la mayoría de las veces cenará en casa, aproveche la ocasión para comer las cosas permitidas y simples que más le gustan, como por ejemplo cocido (sin grasa), caballa o sardinas. Coma cosas que jamás encontrará en un restaurante, como alcachofas hervidas: están deliciosas, son ricas en sales minerales y contienen mucha fibra, lo cual facilita el tránsito intestinal y reduce la glucemia. Sobre todo, no olvide comer verduras, tomates, espinacas, berenjenas, coliflor, puerros, calabacines, brécol o champiñones. Los puede preparar de diferentes maneras, cocidos al vapor por ejemplo, y puede agruparlos (en algunos casos) para formar un plato completo (pisto).

Cena n.º 2

La fórmula n.º 2 es, de lejos, la cena que le permitirá obtener los mejores resultados en el seguimiento de su programa de pérdida de peso.

Al igual que el desayuno, se compondrá especialmente de glúcidos con un IG bajo, proteínas y pocas, e incluso muy pocas, grasas (ninguna grasa saturada y un mínimo de grasas poli y monoinsaturadas).

Para esta cena, podremos elegir entre los platos siguientes:

- sopa de verduras y hortalizas (sin patata ni zanahoria)
- arroz integral con salsa de tomate
- pastas, especialmente espaguetis cocidos *al dente* (si son integrales, todavía mejor), que podrán ir acompañadas de una salsa de tomate con albahaca o hierbas de Provenza
- lentejas con cebolla
- alubias o frijoles
- sémola integral con verdura
- alcachofa con una vinagreta con aceite de oliva o con una ligera (limón, mostaza + yogur entero)
- ensalada aliñada con una vinagreta normal con aceite de oliva o con una vinagreta ligera como la anterior.

En cuanto al postre, siempre podemos recurrir al eterno requesón con 0 % de materia grasa, al yogur natural (su contenido en grasas es insignificante) o al yogur magro, cuyo sabor podemos realzar con algo de mermelada de fruta sin azúcar.

Pero también podremos tomar fruta cocida (manzana, pera, albaricoque, melocotón...) cuyos efectos secundarios no tienen nada que ver con la fruta cruda (no fermentan), lo cual posibilita su consumo al final de la comida.

Recurra a esta Cena n.º 2 entre tres y cuatro veces por semana o todos los días si le apetece. Le permitirá reequilibrar su alimentación al dar preferencia a los glúcidos buenos, y especialmente a las leguminosas (lentejas, judías, garbanzos...) que contienen proteínas vegetales.

Para llevar a cabo una repartición armoniosa de los platos principales en una semana, es conveniente comer:

—2 veces/semana: carne (o embutidos)

—2 veces/semana: ave

—entre 1 y 2 veces/semana: huevos

—entre 3 y 4 veces/semana: pescado

—entre 3 y 4 veces/semana: glúcidos «buenos» (alimentos integrales leguminosos), además de las ocasiones en que se sirvan como guarnición de los platos principales anteriores.

Las féculas, cuyo índice glucémico es bajo (lentejas, judías, guisantes, garbanzos, pastas, arroz integral...) no solamente pueden formar parte de la cena, sino que *deben* figurar en un lugar destacado de la misma.

Demasiadas personas dudan ante esta recomendación ya que piensan que «las féculas engordan».

¡Pues no! Ya que, como hemos visto antes, hay féculas «buenas» y «malas». Se trata de elegir bien.

Recuerde que adoptar el Método Montignac consiste ante todo en «barrer» las ideas preconcebidas. Por lo tanto, si hay féculas en la lista de glúcidos con bajo y muy bajo índice glucémico, debe comer féculas, no solamente como guarnición, sino también como plato principal.

PÍCNIC

A estas alturas, supongo que ya habrá descartado para siempre el bocadillo de jamón que solía tomarse en su bar favorito, aunque de hecho hay cosas mucho peores, y sobre todo, así lo espero, el despreciable panecillo redondo con carne picada o *burguer* de los restaurantes de comida rápida. En la conclusión de este libro ya le hablaré lo peor que pueda de las deplorables costumbres alimenticias modernas que contaminan todas las culturas en el ámbito mundial.

Pero de hecho, el restaurante de comida rápida no deja de ser una respuesta práctica a la nueva organización de nuestra sociedad. Lo que hay que deplorar es que la mayor parte de los alimentos que destacan en esta forma de restauración son glúcidos con unos índices glucémicos elevadísimos.

Durante varias décadas, los norteamericanos se han obsesionado con las grasas, a las que han tratado de eliminar de todos los alimentos. Los empresarios de la industria agroalimentaria empezaron a rivalizar desgrasando sus alimentos, pero conservando el mismo sabor, o bien encontrándoles sustitutos. Si bien esto no sirvió de mucho en la lucha contra la obesidad, pues las grasas constituían una pista falsa, por lo menos nos demostró que la industria alimentaria seguía conservando su capacidad de inventiva.

Cuando, en el futuro, los responsables hayan comprendido que, más que en las grasas, el enemigo se encuentra en los glúcidos «malos», sin duda serán capaces de prepararnos una comida rápida con glúcidos seleccionados en la columna de los que tienen un bajo índice glucémico. Esto no significa que no sea importante ocuparse también de la naturaleza de las grasas.

Pero mientras tanto, usted mismo puede inventarse una «comida rápida» aceptable.

Por lo tanto, podemos imaginarnos un «bocadillo Montignac».

Para empezar, el pan deberá ser *auténtico* pan integral. Incluso podrá estar tostado, ya que al tostarlo reducimos su índice glucémico (fenómeno de retrogradación).

Entre las dos rebanadas de pan, podremos colocar cualquier glúcido de bajo índice glucémico, evitando todas las grasas, a excepción de las del pescado o del aceite de oliva. Las carnes muy magras (pechuga de pollo, filete de pavo) también serán aceptadas.

Además del bocadillo de pan integral hecho exclusivamente con los ingredientes listados, siempre es posible llevar la comida en una fiambrera con un plato compuesto de los mismos alimentos, especialmente de pechuga de pollo, queso gruyer, atún, verdura cruda, pero también lentejas, etc.

Si no le ha sido posible prepararse la comida, siempre podrá improvisar comprando a última hora todo lo necesario para elaborar una comida ligera. Por ejemplo, podrá comprar:

- *jamón:* (de york o serrano) le recomiendo el de Parma ya que siempre está cortado en lonchas muy finas, y se puede comer sin cubiertos
- *salchichón* (el menos graso posible): necesitará un cuchillo, pero una navaja puede ser suficiente
- *huevos duros:* los hay en casi todas las tocinerías y también en algunos bares
- *tomates:* si tiene la precaución de llevar siempre pañuelos de papel, el tomate es ideal.

EJEMPLOS DE POSIBLES INGREDIENTES PARA UN BOCADILLO CON AUTÉNTICO PAN INTEGRAL

Ensaladas	Queso con 0 % mat. grasa	Salmón ahumado
Pepino	Yogur natural o 0 % mat. grasa	Arenques
Tomates	Mostaza fuerte «Cottage»	Atún al natural
Zanahorias crudas	(queso fresco inglés) 0 %	Pechuga de pollo
Alcachofas	mat. grasa	(hervida)
Puré de lentejas verdes		Filete de pavo
Puré de garbanzos		(hervido)
Cebolla		Jamón dulce (magro)
Champiñones		
Pimiento morrón		

- *queso:* cualquiera puede servir, pero en esta sección, debemos ser prácticos y excluir de entrada todos los que son de difícil manipulación porque, por ejemplo, se «deshacen» o porque su olor un poco fuerte puede molestar a la gente que tenga a su lado, sobre todo si está en un tren. Por lo tanto, haga su selección entre los gruyeres, contés, manchegos y demás.

Nos lo comeremos todo sin pan, ni siquiera integral.

Pero si está totalmente en ayunas, podrá, como ya le he dicho, elaborar para su picnic una comida a partir de frutas frescas (manzanas, peras, por ejemplo) o secas (orejones, higos). Coma cuanto quiera hasta la saciedad. El problema de la fruta es que se digiere rápidamente. Por eso, lo ideal es que vaya acompañada de algo más consistente y que contenga proteínas: almendras, avellanas o nueces por ejemplo, o bien yogur líquido.

LA MERIENDA

Si sigue correctamente los principios del Método y su comida del mediodía es lo suficientemente consistente, no debería de tener hambre antes de la cena. En cualquier caso, si hacia el final de la tarde, a las cinco o las seis, tiene hambre, será mejor que coma algo. Pero sobre todo no recurra a los glúcidos malos prohibidos, tales como galletitas secas, patatas fritas, palomitas..., y mucho menos a las barras de sucedáneo de chocolate y demás tentempiés. Será mejor que coma una manzana o dos, o bien frutos secos, preferentemente orejones o higos. Pero también puede comer un yogur con un poco de «mermelada» sin azúcar.

Si hacia el final del día practica algún deporte, puede comer algo de fruta (fresca o seca) un cuarto de hora antes del esfuerzo físico.

La energía aportada por esos glúcidos «buenos» será utilizada inmediatamente para el funcionamiento muscular necesario al esfuerzo.

OTRAS RECOMENDACIONES

Llegamos ahora al final de las explicaciones fundamentales necesarias para la puesta en marcha de la Fase I.

Si antes de adoptar estos principios alimenticios solía comer azúcar o era un gran aficionado a las golosinas o los pasteles, y sobre todo si consumía una cantidad considerable de pan blanco en cualquiera de sus formas y, todavía más, si consumía patatas, podrá perder entre cuatro y cinco kilos a partir del primer mes.

Sobre todo no debe abandonar el Método en ese momento y volver a sus antiguas costumbres alimenticias, ya que a mismas causas, mismos efectos, y tendría todos los números para recuperar con rapidez el peso perdido. Hay que evitar a toda costa el efecto acordeón.

Tras este primer período, continuará adelgazando en la medida en que aplique escrupulosamente mis recomendaciones.

Así pues, el adelgazamiento debería seguir un ritmo constante, aunque tendrá un carácter específico para cada persona. En efecto, es mucho más rápido para algunas personas que para otras.

La experiencia demuestra que los resultados rápidos se producen con más frecuencia en los hombres que en las mujeres, salvo quizás en el caso de los hiperansiosos o en el de los que siguen un tratamiento médico particular (algunos medicamentos favorecen el aumento de peso).

En efecto, el exceso de peso en el hombre se debe casi exclusivamente al hiperinsulinismo. En cuanto a las mujeres, sufren una mayor influencia de su sistema hormonal, lo cual puede afectar a su peso. Esto no significa que no se puedan llegar a obtener resultados igualmente buenos.

Sin embargo, hemos podido observar que algunas mujeres tenían a veces más dificultades que otras.

Hemos identificado cuatro posibles causas para explicar este factor:

- la ansiedad, que estimula de forma anormal la secreción de insulina;
- los desajustes hormonales en el momento de la adolescencia y de la menopausia;
- los problemas de tiroides (hipotiroidismo), por lo demás bastante raros;
- también nos podemos encontrar con organismos femeninos que oponen cierta forma de resistencia al adelgazamiento, por lo menos al principio, debido a las múltiples privaciones que han sufrido tras haber seguido regímenes hipocalóricos abusivos y excesivos que incluso han podido contribuir al aumento del número de células grasas. (Para más información sobre las resistencias frente al adelgazamiento, véase el anexo III).

Si previamente ya tenía algunos problemas con su tasa de colesterol, ya no tendrá que temer nada al respecto. En efecto, la experiencia ha demostrado que el consumo de glúcidos con bajo índice glucémico combinado con una selección adecuada de las grasas, tal y como recomiendo en este libro, conduce en la gran mayoría de los casos a su normalización.

Se trata en especial de evitar las grasas saturadas que provocan un aumento de la colesterolemia, y de seleccionar preferentemente las grasas que reducen el colesterol malo, así como las que provocan un aumento del colesterol bueno.

Finalmente, todos los especialistas del mundo han acabado por admitir estas nociones y ya son muy numerosas las publicaciones científicas al respecto (ver capítulo VIII sobre la hipercolesterolemia).

Aunque sea poco probable, es posible que su médico no esté del todo de acuerdo con este nuevo enfoque alimenticio ya que no se corresponde con lo que le han enseñado. La evolución de las mentalidades se produce en este ámbito, igual que en otros, con cierta lentitud, a pesar de los hechos científicos irrefutables presentados.

En cualquier caso, usted debe saber que *no existe ninguna contraindicación en el seguimiento de los principios de mi Método.*

En efecto, ¿qué riesgo podría existir al consumir preferentemente alimentos naturales, no refinados, ricos en fibras y en micronutrientes (vitaminas, sales minerales, oligoelementos), tal y como han hecho nuestros antepasados durante millones de años?

¿Cómo se podría ser tan tonto como para sostener que el consumo de glúcidos con índices glucémicos elevados (azúcar, harinas refinadas, patatas, especies híbridas modernas de alto rendimiento, productos que han sufrido tratamientos industriales) es bueno para la salud?

Esta afirmación sería tan inconsciente (cuando no estúpida) como pretender que es más saludable vivir en una atmósfera contaminada que en el aire puro de la montaña.

Si algunas personas critican, por ignorancia, sus nuevos hábitos alimenticios, no les haga caso y espere a ver su sorpresa cuando comprueben los resultados obtenidos. No solamente en lo que concierne al peso, sino también en lo relativo a la mejoría de los indicadores de su balance sanguíneo.

Si respeta normalmente las normas de la Fase I, es imposible que no obtenga resultados. Si así fuera, o si el adelgazamiento fuera demasiado lento, es que hay algo que no hace correctamente (ver anexo III).

Sería, por lo tanto, conveniente que hiciera, durante algún tiempo, un listado *exhaustivo* de todo lo que come desde la mañana hasta la noche. A la luz del contenido de este balance alimenticio, sin duda descubrirá dónde está el problema al repasar todos los principios que acabamos de ver.

Por ejemplo, es posible que coma demasiado yogur o requesón, o que consuma con regularidad sopas que supuestamente, según las personas de su entorno, sólo contienen verduras «autorizadas», tales como tomates, acederas, puerros, etc., pero que en realidad eso no fuera cierto.

Sea suspicaz y compruebe usted mismo el contenido. Podría descubrir, por ejemplo, que en realidad las sopas que toma proceden de latas o sobres.

Si presta atención a su composición, que obligatoriamente consta en el envoltorio, podría descubrir con estupefacción que, además de las verduras autorizadas, contienen numerosos glúcidos «malos», en forma de fécula de almidón, azúcares, dextrosa y demás agentes espesantes tales como los almidones modificados.

¡Así que vaya con cuidado! Aunque nuestros principios alimenticios no son difíciles de poner en práctica, requieren, al menos en la primera fase, algunos esfuerzos y, admitámoslo, algunos sacrificios. Así que no se arriesgue a comprometerlos tontamente.

¡Pero cuidado! Si actualmente está siguiendo (o bien si ha seguido muy recientemente) un régimen hipocalórico, no adopte el Método de forma demasiado brusca, pues su organismo sometido a racionamiento se acuerda de sus recientes frustraciones. La llegada brutal de una cantidad más importante de comida podría (aunque no forzosamente) incitar su cuerpo a hacer reservas. Correría entonces un pequeño riesgo de ganar un kilo o dos antes de empezar a adelgazar. Para evitar este incremento de peso inútil, empiece a aplicar el Método, pero vigilando todavía el número de calorías durante unos cuantos días, y aumente progresivamente su ración a razón de 100 g cada cinco días hasta alcanzar un nivel de saciedad normal (1.800 calorías aproximadamente para una mujer).

Si sale de un período hipocalórico en el que su régimen estaba desequilibrado, también corre el riesgo de comprobar (únicamente al principio del Método) que su peso no varía mucho aunque su silueta se haya afinado. Se siente más delgado y sin embargo la báscula no acusa la pérdida de peso. La explicación es sencilla. Simplemente está usted reconstituyendo su masa muscular. En realidad, pierde grasa, que es sustituida por músculo, el cual ocupa menos sitio que la grasa pero pesa más.

DURACIÓN DE LA FASE I

La pregunta legítima que nunca falta una vez se ha llegado al final de este capítulo es:

¿Cuánto tiempo debemos permanecer en la Fase I?

Aun a riesgo de provocar alguna sonrisa responderé con una fórmula que solía utilizar un gran cómico francés: «¡Cierto tiempo!», ya que en realidad depende de un gran número de factores.

Se podría decir que la Fase I debe durar el tiempo necesario para quitarnos de encima nuestro sobrepeso ponderal, teniendo claro que la evolución del adelgazamiento responde generalmente a criterios individuales.

Pero por otra parte, podríamos enunciar como norma que el final de la Fase I llega cuando hemos alcanzado nuestro peso ideal. Para calcularlo basta con remitirse al capítulo XII.

Aunque en lugar de hablar de peso ideal, deberíamos hablar más bien de peso de forma o de equilibrio, una noción muy individual que corresponde al momento en el que hemos alcanzado un umbral más allá del cual el organismo decide por sí mismo estabilizarse y dejar de adelgazar.

Si usted tiene que perder entre 10 y 15 kilos, la Fase I podría durar entre algunas semanas y algunos meses.

Si sólo tiene que perder entre 4 y 5, podría caer en la tentación de interrumpirlo en cuanto haya alcanzado ese objetivo.

Pero le recuerdo que el objetivo de la Fase I, además de quitarnos los kilos de más, consiste sobre todo en reequilibrar el funcionamiento de nuestro páncreas, para permitirle así volver a elevar su umbral de tolerancia a la glucosa, lo cual requiere por lo menos 2 o 3 meses.

Por consiguiente, si interrumpe prematuramente la Fase I, corre el riesgo de no haber dado a su páncreas todo el tiempo necesario para restablecerse, a pesar de que los kilos eventuales hayan desaparecido.

En el hipotético caso de que no tenga kilos que perder, y siga los principios del Método únicamente para recobrar una mayor vitalidad física e intelectual, el problema seguiría siendo el mismo. En efecto, sería conveniente prolongar el mayor tiempo posible la Fase I, para volver a armonizar definitivamente todas nuestras funciones metabólicas y digestivas.

En realidad, la cuestión de la duración de la Fase I no debería prácticamente plantearse, ya que el paso a la Fase II no se hará de un día para otro sino de forma alternativa y progresiva.

Además, se dará cuenta de que la Fase I no es de ninguna manera coercitiva, ya que no supone ninguna limitación cuantitativa.

De hecho, se encontrará con que se siente tan a gusto en la Fase I que le costará salir de ella.

A lo largo de esta primera parte, hemos descubierto progresivamente dos nuevas categorías de glúcidos, los «buenos» que podremos consumir sin perjuicio para la línea y los «malos», que habrá que evitar sistemáticamente. Su diferencia estriba en la importancia de la absorción intestinal de la glucosa que depende de varios factores:

- el contenido en fibras
- el contenido en proteínas
- el grado de cocción, que condiciona la gelatinización de su almidón
- su eventual tratamiento industrial.

De esta forma, cuanto más refinada esté la harina, más elevado será su índice glucémico y más elevada será la reacción insulínica. Este exceso de insulina favorece, como ya hemos visto, el almacenamiento de las grasas presentes en la comida.

Igualmente, cuanto mayor es el grado de cocción de la patata (fritura, horno), mayor es su índice glucémico.

De hecho, esta consecuencia es la misma para todas las féculas, incluso para aquéllas cuyo índice glucémico es bajo. Es el caso de las lentejas (IG de entre 22 y 30), las cuales cuando se cuecen durante horas hasta formar una pasta espesa y gelatinosa (como suele ser el caso en la India) pueden alcanzar un elevado índice glucémico de 60 o 70.

Como hemos comprobado, esta noción de índice glucémico es *fundamental* en el Método Montignac. Usted ya se habrá dado cuenta de que si engordamos (y con mayor razón, si nos volvemos obesos) es porque somos hiperinsulínicos. Y si somos hiperinsulínicos es porque nuestras glucemias de final de comida (posprandiales) son demasiado altas. Y si sufrimos hiperglucemia regularmente es porque nuestra alimentación es demasiado hiperglucemiante, lo cual se debe a que consumimos glúcidos en exceso.

No resulta inútil recordar una vez más que durante casi medio siglo, los expertos en nutrición y en dietética han seguido la pista equivocada. Han puesto el acento en el aspecto *cuantitativo* de la alimentación, al recomendar a los obesos que disminuyeran sus aportes calóricos, cuando actualmente ya sabemos que es el aspecto *cualitativo* de los alimentos el que es determinante.

Por lo tanto, a lo largo de los capítulos anteriores, usted se habrá dado cuenta de que hay glúcidos «buenos» y «malos», los primeros adelgazan y los segundos engordan al inducir mecanismos metabólicos diferentes. De la misma forma, hay grasas «buenas» y «malas»; algunas producen (indirectamente) un aumento del colesterol mientras que otras lo reducen (ver capítulo VIII).

Antes de pasar a las tablas recapitulativas de lo que acabamos de descubrir, me gustaría que tomara conciencia de la formidable esperanza que constituye el Método Montignac para todos aquéllos que luchan desesperadamente contra los kilos de más.

Con la que merece el calificativo de «dietética del fracaso», por su naturaleza hipocalórica, había que comer cada vez menos, hacer cada vez más esfuerzo físico, y prácticamente no se conseguía ningún resultado.

Aplicando los principios del Método Montignac, nos damos cuenta de que existe una auténtica *reversibilidad* en la patología metabólica que representa la obesidad. Comiendo normalmente de acuerdo con nuestro apetito, pero escogiendo correctamente nuestros alimentos podemos por fin deshacernos para siempre de los kilos que nos sobran, recobrar un mejor estado de salud en general y una mayor alegría vital en particular.

RESUMAMOS LOS GRANDES PRINCIPIOS DE LA FASE I

- *Comer hasta la saciedad sin restricción cuantitativa y sin contar las calorías.*

- *Comer a horas fijas tres veces al día y sin saltarse jamás ninguna comida.*
- *Evitar cualquier forma de picoteo entre las comidas. Se puede aceptar un eventual tentempié en la merienda hacia el final de la tarde para aligerar la cena.*
- *Las comidas deben estar estructuradas y ser variadas.*
- *El equilibrio alimenticio entre los tres nutrientes principales (glúcidos, lípidos, proteínas) debe llevarse a cabo a lo largo del día, pero cada comida deberá obligatoriamente incluir glúcidos y proteínas.*
- *El desayuno se basará en glúcidos «buenos» con poca grasa o ninguna grasa en absoluto.*
- *La comida será prótido-lípido-glucídica, pero los glúcidos deberán tener obligatoriamente un índice glucémico muy bajo (inferior o igual a 35).*
- *La cena será:*

  O bien idéntica a la comida, pero más ligera y con pocas grasas, o bien se centrará esencialmente en glúcidos. En este caso, si hay un aporte de grasas saturadas, los glúcidos deberán tener un índice glucémico inferior o igual a 35. Si no hay aporte de grasas saturadas y las grasas poli y monoinsaturadas quedan reducidas al mínimo, el índice glucémico de los glúcidos podrá estar comprendido entre 35 y 50.
- *Limitar el consumo de grasas saturadas (carne, embutidos grasos, mantequilla, productos lácteos enteros) y favorecer las grasas del pescado y el aceite de oliva, girasol...*
- *Evitar el consumo de bebidas azucaradas.*
- *No consumir más de un vaso de vino (10 cl) o de cerveza (20 cl) en cada comida.*
- *Evitar los cafés demasiado fuertes: acostumbrarse a tomar café descafeinado.*
- *Comer con tranquilidad. Garantizar una buena masticación y evitar toda tensión durante las comidas.*

DESAYUNO SALADO

	Recomendado	*Aceptable*	*Prohibido*
FRUTA *		Manzana Fresa Frambuesa Limón Albaricoque	Fruta confitada Macedonia de fruta en lata Plátano Castañas
HUEVOS		Huevo al plato Huevo pasado por agua Tortilla Huevos revueltos	
PESCADO	Salmón ahumado Trucha ahumada Arenque Gambas		
EMBUTIDOS		Beicon Salchichas Jamón serrano Jamón de york	Salchichas de Frankfurt
QUESO		Queso fermentado Queso fresco Yogur	
PAN BOLLERÍA CEREALES DULCES		Sólo con el pescado: Pan integral tostado Panecillo sueco integral** *Crackers* integrales Evite el pan con las grasas saturadas: Embutidos Huevos Queso	Pan Cereales Bollería Pasteles Azúcar Miel Jarabe de arce
BEBIDA	Leche desnatada Café descafeinado Té ligero Achicoria Chocolate	Leche semidesnatada	

* A consumir imperativamente entre 20 minutos y 1/2 hora antes del resto del desayuno.
** Sin azúcar ni aceite de palma.

INGREDIENTES PARA UN DESAYUNO RICO EN GLÚCIDOS

	Recomendado	*Aceptable*	*Prohibido*
FRUTA*	Manzana, pera, naranja, limón, pomelo, kiwi, melocotón, uva, nectarina, cereza, ciruela, fresa, frambuesa	Piña Papaya Mango	Plátano Castañas Fruta en almíbar
PAN BOLLERÍA CEREALES DULCES	Pan integral	Pan completo auténtico Pan negro alemán Pan de centeno Panecillo sueco tostado completo *Bagel* integral	Pan blanco o de barra Pan de molde Biscote Cruasán Bollo Magdalena Muffin Galleta Waffle Azúcar, miel Jarabe de arce
CEREALES Y LEVADURAS	Cereales integrales sin azúcar Salvado de avena Germen de trigo Levadura de cerveza	Muesli sin azúcar Copos de avena Salvado de trigo	Cereales azucarados Copos de avena Arroz inflado Palomitas
CONFITURAS	Mermelada sin azúcar Compota de manzana sin azúcar	Confitura de fructosa Puré de avellanas sin azúcar	Confituras Jalea de membrillo Puré de avellanas con azúcar
PRODUCTOS LÁCTEOS Y SOJA	Yogur 0 % m.g. natural Queso blanco 0 % m.g. Yogur de soja natural	Yogur entero Queso blanco 15 % m.g. *Cottage* 15 % m.g.	Yogur entero con azúcar Yogur con fruta Yogur de soja con azúcar

INGREDIENTES PARA UN DESAYUNO RICO EN GLÚCIDOS
(*continuación*)

	Recomendado	*Aceptable*	*Prohibido*
BEBIDAS	Leche desnatada en polvo Café descafeinado Té ligero Achicoria Chocolate sin grasa Leche de soja	Zumo de fruta fresco* Zumo de verdura Leche semidesnatada	Zumo de fruta con azúcar Soda, gaseosas Bebidas con cola Bebidas con alcohol Leche entera Cacao en polvo con harina añadida

* A consumir imperativamente entre 20 minutos y 1/2 hora antes del resto del desayuno.
** Sin azúcar ni aceite de palma.

EJEMPLOS DE DESAYUNOS PREDOMINANTEMENTE GLUCÍDICOS

Zumo de naranja fresco Melocotón	Zumo de zanahoria fresco Naranja	Zumo de pomelo/naranja Kiwi
Pan integral Mermelada sin azúcar Yogur 0 % m.g.	Copos de avena Confitura de fructosa Frutos secos Yogur 0 %	Muesli sin azúcar Salvado de avena Germen de trigo *Cottage* 0 % m.g.
Café descafeinado Leche desnatada en polvo	Té Leche desnatada en polvo	Café ligero Leche desnatada en polvo

Zumo de manzana fresco Frambuesas	Zumo de naranja/limón Pera	Zumo de albaricoque Ciruelas
Pan integral Mantequilla/aceite de oliva Yogur 0 % Germen de trigo	Panecillo sueco integral* Compota sin azúcar Yogur 0 % Levadura de cerveza	*Crackers* integrales* Puré de avellana sin azúcar Yogur de soja
Café/achicoria Leche desnatada en polvo	Cereales torrefactos Leche desnatada en polvo	Té ligero Leche desnatada en polvo

* Sin azúcar ni aceite de palma.

EJEMPLOS DE DESAYUNOS SALADOS

Zumo de naranja fresco Manzana	Zumo de zanahoria fresco Frambuesas	Zumo de manzana fresco Fresas
Salmón ahumado Panecillo sueco integral Tomates Pepinos	Huevos pasados por agua Jamón serrano Ensaladas Tomates	Huevos revueltos Jamón de york sin grasa Quesos fermentados Champiñones Tomates
Café Leche de soja	Té Leche	Café descafeinado Leche desnatada en polvo

* Sin azúcar ni aceite de palma.

COMIDAS «EQUILIBRADAS» FASE I (ALMUERZO O CENA) CON GLÚCIDOS DE MUY BAJO ÍNDICE GLUCÉMICO

ENTRANTES

Verduras crudas	*Pescados*	*Embutidos*	*Otros*
RECOMENDADOS			
Espárragos	Salmón ahumado	Salchichón	*Mozzarella*
Tomates	Salmón marinado	Jamón serrano	Queso de cabra caliente
Pepinos	Sardina	Jamón dulce	Mollejas
Alcachofas	Caballa	Salchicha corta	Ancas de rana
Pimiento morrón	Arenque	Morros	Caracoles
Apio	Anchoa	Cabeza de jabalí	Tortilla
Champiñones	Atún	Carne	Huevos duros
Judías verdes	Hígado de bacalao	Carne de grisón	Huevos revueltos
Puerros	Camarones	Lechuga rizada con beicon	Huevos con mayonesa
Corazones de palmitos	Vieira	Ensalada de mollejas	Sopa de pescado
Col	Gambas	Chicharrones	
Coliflor	Gambas fritas	*Rillettes* (paté de carne de oca)	
Pepinillo	Langosta	Patés de hígado	
Aguacate	Bogavante	Foie gras	
Germen de soja	Caviar		
Quinoa	Berberechos		
Lechuga	Almejas		
Endibias	Bígaros		
Mate	Cangrejos		
Diente de león	Almejas		
Escarola	Calamares		
Berros	Sepia		
Brécol	Pechinas		
Rábano	Ostras		
Zanahoria cruda	Cigalas		
Lentejas			
Alubias			
Garbanzos			

COMIDAS «EQUILIBRADAS» FASE I (ALMUERZO O CENA)
CON GLÚCIDOS DE MUY BAJO ÍNDICE GLUCÉMICO
(*continuación*)

Verduras crudas	*Pescados*	*Embutidos**	*Otros*
		PROHIBIDOS	
Zanahorias (cocidas)		Morcilla blanca	Hojaldre
Remolacha		Croquetas	Volován con ternera
Maíz		Tarrinas con harina	Quiches
Sémola			*Soufflés*
Patatas			Blinis
Pasta			Tostadas
			Pan frito
			Pizzas
			Buñuelos
			Fondue

* Para prevenir los riesgos cardiovasculares, los embutidos serán seleccionados en función de su baja concentración en grasas saturadas (ver capítulo VIII).

COMIDAS «EQUILIBRADAS» FASE I (ALMUERZO O CENA) CON GLÚCIDOS DE ÍNDICE GLUCÉMICO MUY BAJO

PLATO PRINCIPAL

Pescado	*Carne*	*Aves*	*Embutidos,* menudillos, caza*
RECOMENDADOS			
Salmón Caballa Sardina Arenque Lubina Bacalao fresco Merluza Lenguado Salmonete Rape Pescadilla Bacalao Lucio Trucha En general, todos los pescados de mar y de río	Vaca Ternera Cerdo Cordero Caballo	Pollo Gallina Capón Pintada Pavo Oca Pato Codorniz Faisán Pichón	Conejo Liebre Conejo de caza o granja Corzo Jabalí Morcilla negra Jamón Corazón de ternera Mollejas Riñones Pies de cerdo
PROHIBIDO		A EVITAR	
Pescado empanado	Trozos demasiado grasos	La piel	Un consumo demasiado frecuente

* Para prevenir los riesgos cardiovasculares, los embutidos serán seleccionados en función de su baja concentración en grasas saturadas (ver capítulo VIII).

COMIDA FASE I (ALMUERZO O CENA) CON GLÚCIDOS DE ÍNDICE GLUCÉMICO MUY BAJO (≤ 35)

GUARNICIONES

Recomendadas	*Prohibidas*
Lentejas	Cuscús
Garbanzos	Castañas
Guisantes	Patatas
Judías secas (alubias)	Zanahorias cocidas
Judías verdes	Arroz
Brécol	Nabos
Berenjenas	Pastinaca
Calabacín	Habas cocidas
Espinacas	Calabaza
Champiñones	Colinabo
Salsifís	Ñoquis
Apio	Maíz
Acelgas	Mijo
Acederas	Pasta
Endibias	Macarrones
Puerros	Raviolis
Tomates	Lasaña
Cebolla	
Pimiento morrón	
Pisto	
Coliflor	
Col	
Col fermentada	
Ensaladas verdes	
Mousse de verduras (sin patatas)	
Alcachofas	

CONDIMENTOS, INGREDIENTES, ALIÑOS Y ESPECIES DIVERSAS

A CONSUMIR			PROHIBIDAS
Preferentemente, en cantidades normales		*En cantidades razonables (sin abusar)*	
Pepinillos	– pepita de uva	Mostaza	Fécula de
Encurtidos	– colza	Sal	patata
Cebollitas	Limón	Pimienta	Maicena
Vinagreta	Parmesano	Mayonesa	Ketchup
casera	Gruyer	Bearnesa	Mayonesa
Aceitunas	Perejil	Holandesa	industrial
verdes	Estragón	Salsa de crema	Bechamel
Aceitunas	Ajo	fresca	Salsas con
negras	Cebolla		harina
Alcaparras	Escalonia		Azúcar
Sal de apio	Tomillo		Caramelo
Aceites:	Laurel		Aceite de
– oliva	Canela		palma
– girasol	Albahaca		Aceite de
– cacahuete	Cebolleta		parafina
– nuez	Ajedrea		Maltodextrina
– almendra	Eneldo		Almidones
			modificados

EJEMPLOS DE MENÚ FASE I

ALMUERZOS «EQUILIBRADOS» CON GLÚCIDOS DE ÍNDICE GLUCÉMICO MUY BAJO

Ensalada de tomate Filete de ternera Lentejas verdes Queso	Ensalada de pepinos Filete de bacalao fresco (salsa de tomate) Guisantes Yogur
Rábanos con mantequilla Filete de pavo Puré de garbanzos Queso	Ensalada de endibias con nueces Carne picada asada Brécol Yogur
Tabulé de quinoa Filete de salmón Calabacín gratinado Queso	Corazones de palmitos Costillas de cerdo Puré de apio Yogur
Puerros a la vinagreta Riñones asados Salsifís Queso	Zanahoria rallada Pierna de cordero Alubias Yogur
Bebida: agua, té ligero, tisana, 10 cl de vino o 20 cl de cerveza	
Sardinas en aceite Salchichas pequeñas Col Queso	Espárragos a la vinagreta Morcilla asada Puré de coliflor Yogur
Ensalada de escarola con beicon Pimentón asado Brécol Queso	Caldo de carne sin grasa Cocido Puerros/coles Yogur
Salmón ahumado Filete de pato Champiñones con perejil Ensalada con queso	Atún con aceite de oliva Bistec tártaro Ensalada verde Yogur
Col lombarda Raya con alcaparras Puré de judías verdes Queso	Zanahorias ralladas Salmón asado Espinacas Yogur
Mozzarella con tomate Pollo asado Judías verdes Queso	Cogollo de alcachofa con vinagreta Entrecot Berenjenas Yogur
Bebida: agua, té ligero, tisana, 10 cl de vino o 20 cl de cerveza	

CENAS «EQUILIBRADAS» FASE I
CON GLÚCIDOS DE ÍNDICE GLUCÉMICO MUY BAJO

Sopa de lentejas (casera) Huevos al plato Pisto Yogur	Sopa de pescado Jamón dulce Ensalada verde Queso
Sopa de guisantes Tomates rellenos Ensalada verde Yogur	Alcachofas a la vinagreta Salmón ahumado Ensalada verde
Sopa de cebolla Flan de atún (ver receta en anexo) Ensalada verde Queso fresco	Sopa de puerros Pechuga de pollo fría con mayonesa Ensalada verde Queso
Ensalada de endibias Pepinos con crema ligera Filete de pavo Salsa de tomate con albahaca Yogur	Espárragos Filete de pescado blanco escalfado Espinacas Queso
Bebida: agua, té ligero, tisana, 10 cl de vino o 20 cl de cerveza	

CENAS CON DOMINANTE GLUCÍDICA (SIN GRASAS*)

Sopa de verduras (casera) Plato de arroz integral o salvaje con tomate Yogur natural	Sopa de verduras (casera) Plato de espaguetis integrales con tomate Queso fresco o % m.g.	Zanahorias ralladas Garbanzos con tomate Compota de manzana sin azúcar
Plato de lentejas con cebollas (salsa de queso blanco o % m.g.) Ensalada con limón Yogur entero	Tomates con perejil al horno Plato de alubias (salsa de queso blanco o % m.g.) Yogur natural	Sopa de champiñones Arroz completo al tamariz Yogur magro
Cuscús (integral) de verduras (IG<50) (sin carne ni materias grasas) Salsa de queso blanco o % m.g. + harissa + comino + unas gotas de concentrado de carne	Ensalada de pepinos Berenjenas rellenas de puré de champiñones + Queso blanco o % m.g. 1 yogur entero	Sopa de lentejas Quinoa con salsa de tomate Manzana al horno
Bebida: agua, té ligero, tisana, 10 cl de vino o 20 cl de cerveza		

* Salvo eventualmente aceite de oliva.

COMIDA FASE I (CENA) CON DOMINANTE GLUCÍDICA RICA EN FIBRA

	ENTRANTES	PLATO PRINCIPAL	POSTRE
Glúcidos buenos a escoger	Sopa de verduras Crema de champiñones Sopa de lentejas Crema de tomate	Lentejas Alubias Guisantes Garbanzos Arroz integral Pasta integral Sémola integral Espaguetis *al dente*	Queso blanco 0 % m.g. Yogur 0 % m.g. Compota sin azúcar Frutas cocidas Mermelada de fruta sin azúcar
Recomendación	Sin grasas, sin patatas ni zanahorias cocidas	Sin grasas (salvo aceite de oliva y pescado), servidos con salsa de tomate, salsa de champiñones o bien guarnición de verduras	Sin grasas, sin azúcar

V

EL MÉTODO FASE II: EL MANTENIMIENTO DEL EQUILIBRIO PONDERAL

El descubrimiento de la Fase II nos dará la oportunidad de volver sobre los principios de base del Método. Para entender correctamente esta fase del mantenimiento del equilibrio ponderal hay que resituarla en el contexto general de los efectos metabólicos relacionados con las amplitudes glucémicas de las comidas.

Gracias a las explicaciones de los capítulos anteriores, usted ya habrá asimilado que el factor que provoca el proceso de almacenamiento de las grasas consumidas durante la comida es la resultante glucémica (glucemia post prandial).

Recordemos que la resultante glucémica es la elevación media de la glucemia obtenida al final de la comida compleja debido a la interacción de los diferentes alimentos que la componen. Por ejemplo, una golosina producirá un aumento de la glucemia mientras que la verdura rica en fibra contribuye a reducirla.

Como puede verse en este esquema, si la resultante glucémica de la comida se sitúa entre 65 y 100 hay una fuerte probabilidad de aumento de peso (obesidad). Esto es lo que explica el elevado nivel de obesidad de un país como EE.UU., en el que la mayoría de los alimentos consumidos tienen un elevado índice glucémico (azúcar=70, patatas fritas=95, harinas hiperrefinadas, copos de maíz, palomitas=85, etc.).

Si la resultante glucémica de la comida está situada entre 50 y 65, la hiperglucemia es inferior a la anterior, pero sigue siendo lo suficientemente elevada como para constituir un riesgo potencial de aumento de peso.

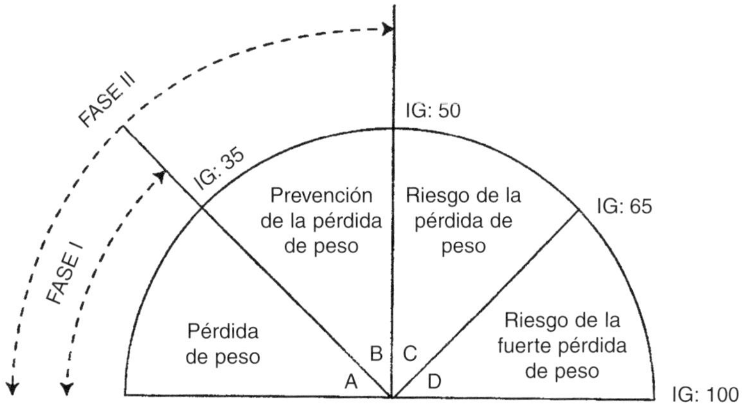

Amplitud de los riesgos de aumento de peso y de las posibilidades de pérdida de peso en función de la resultante glucémica de las comidas según el Método Montignac.
Zona A: IG de 0 a 35: pérdida de peso.
Zona B: IG de 35 a 50: prevención del aumento de peso.
Zona C: IG de 50 a 65: riesgo de aumento de peso.
Zona C: IG de 65 a 100: riesgo de fuerte aumento de peso.

Esta situación es probablemente la de las poblaciones francesa, italiana o española que, si bien consumen glúcidos con un índice glucémico elevado (patatas, harinas blancas, azúcares) también consumen alimentos de bajo índice glucémico (verdura, lentejas, alubias, garbanzos, fruta, espaguetis, etc.). Por lo tanto, la resultante glucémica de sus comidas está ligeramente por encima de la media, lo cual se traduce en un menor riesgo de generar obesidades y que cuando éstas existan, sean más ligeras. Sin embargo, el número de personas con sobrepeso sigue siendo preocupante.

Como ya hemos visto antes, para poder adelgazar, la resultante glucémica de la comida no debe sobrepasar 35. Únicamente bajo estas condiciones, la secreción de insulina (insulinemia) será lo suficientemente baja como para inhibir la lipogénesis (almacenamiento de las grasas) y estimular la lipolisis (disolución de las grasas de reserva). Esto es lo que hemos hecho en la Fase I durante la cual hemos limitado la selección de los glúcidos a aquéllos cuyo índice glucémico era muy bajo. Y así es como hemos podido, sin preocuparnos de los aportes calóricos, iniciar la pérdida de peso.

En cuanto a la Fase II, consiste, como ya hemos indicado, en mantener el equilibrio ponderal, es decir en perpetuar la pérdida de peso sustancial obtenida durante la Fase I, consumiendo únicamente glúcidos con IG muy bajos.

Ciertamente, se podría quedar toda la vida en la Fase I, ya que los consejos que ha recibido conducen a una alimentación perfectamente equilibrada y muy nutritiva. De hecho, esto es lo que hacen algunas personas que han descubierto tal bienestar en la Fase I que jamás la quieren abandonar.

Pero aunque la Fase I debe permanecer como referencia nutritiva permanente, se le puede achacar la exclusión de algunos alimentos que forman parte de nuestro paisaje alimenticio habitual. Es cierto que la Fase I conduce a la creación de una especie de «ideal metabólico», pero su relativo integrismo puede resultar limitador para poder seguir una vida social normal, y en especial una vida de gourmet.

Cuando seguimos regímenes hipocalóricos desarrollamos muy rápidamente una relación de conflicto con la comida, a la que poco a poco hemos llegado a considerar como un enemigo. Una de las consecuencias más graves de este fenómeno sería la anorexia.

En cambio, el Método Montignac nos reconcilia con la comida. Pero su auténtica ambición es llegar todavía más lejos. Se trata de convertirle (en caso de que todavía no lo fuera) en un auténtico gourmet.

Comer debe ser considerado uno de los valores supremos de la existencia. Por esa razón, la cocina es un auténtico arte, al igual que la música o la pintura, un arte al alcance de todos que simboliza perfectamente la calidad de vida a la que aspiramos.

Cultivar este arte supone no solamente tomar conciencia del interés vital de la comida, sino sobre todo de los placeres sensoriales gustativos que nos puede proporcionar a través del descubrimiento de alimentos diferentes y de aderezos variados.

Por eso sería una lástima privarse para siempre de alimentos que, a pesar de sus efectos metabólicos críticos, no dejan de tener una dimensión gastronómica.

Cuando yo era pequeño (tenía diez años en 1955) mis padres me llevaban al circo entre dos y tres veces al año, y al cine entre cuatro y cinco veces. En cada una de estas ocasiones me compraban, al igual que a todos los niños (buenos) de entonces, un helado de chocolate.

El helado no tiene ningún valor nutritivo realmente positivo, si analizamos su composición (azúcares, grasas saturadas...). Comerse diez helados al año como hacíamos en aquella época no tenía por lo tanto ninguna consecuencia. A falta de valor nutritivo, ese alimento tenía un valor afectivo.

Hoy en día el compartimento de congelados de la mayoría de neveras de las familias occidentales rebosan de helados. Su consumo es prácticamente cotidiano. En un país como EE.UU., la gente come helados permanentemente.

De la misma manera, un 100 % de los restaurantes «rápidos», o simplemente ordinarios, sirven sistemáticamente patatas fritas con el plato principal. La mayoría de estos restaurantes, incluso si usted ha indicado que desea otra cosa en su lugar (una ensalada, por ejemplo), sirven igualmente patatas fritas debido a lo difícil que resulta para el personal de estos establecimientos abandonar esta práctica habitual en la venta de comidas para el gran público.

En 1994 publiqué un artículo en una revista gastronómica tras haber «cazado» un restaurante del distrito VII de París, que a pesar de su estrella en la guía Michelin, proponía de entrada en diez de sus doce platos principales un acompañamiento compuesto exclusivamente de patatas gratinadas.

Comer de vez en cuando un helado, un plato de patatas o una tarta de ciruelas en una famosa pastelería jamás ha dañado a nadie. Pero si lo hacemos a menudo, y todavía más si lo hacemos cada día o, peor aún, varias veces al día, no hay que extrañarse de sus efectos secundarios indeseables.

Como muy bien decía el célebre Hipócrates: «¡La dosis (y la frecuencia) hacen el veneno!».

Como habrá visto en los capítulos anteriores, si la población de EE.UU. es la que cuenta con el mayor número de obesos y diabéticos, es porque desgraciadamente su consumo de glúcidos con índices glucémicos elevados es permanente.

El problema de Estados Unidos, que poco a poco se convierte en el de todos los países del mundo, es que el consumo de alimentos nocivos (con IG elevado) que debería haber seguido siendo excepcional para poder ser aceptable, ¡es ahora regular y sistemático!

El Método Montignac no propone nada más que *un reequilibrio y un reajuste de las costumbres alimenticias* respecto a estos criterios.

Pero al contrario de lo que algunos podrían pensar erróneamente, la técnica de la Fase II no consiste en ningún caso en volver periódicamente durante cierto tiempo (unos cuantos días, incluso unas cuantas semanas) a las antiguas y nocivas costumbres alimenticias que teníamos antes de iniciar el Método para después, tras haber recuperado unos cuantos kilos, seguir de nuevo con rigor la Fase I. El organismo podría aceptar tres o cuatro veces este juego de ida y vuelta, pero poco a poco, iría desarrollando resistencias, hasta el punto de que incluso la Fase I ya no tendría la misma eficacia.

Sin embargo, es lo que hacen algunas personas que tras haber obviado la lectura de tres cuartas partes del libro, se han limitado a aplicar algunos de sus principios sin tratar de entenderlos y, sobre todo, sin situarlos en un enfoque nutritivo global.

Otros han ido todavía más lejos al considerar que la Fase I no era más que un «régimen» como cualquier otro, cuyo único mérito era ser más eficaz y más llevadero.

Algunas personas, tras haber logrado adelgazar, han dejado de aplicar sus principios de un día para otro, y han vuelto a llevar como antes una alimentación hiperglucemiante.

Un día, el presentador de un famoso programa de la televisión francesa me dijo antes de entrar al plató del programa al que me había invitado: «He seguido su régimen, Montignac, y hay que decir que es fácil de llevar y muy eficaz. El único inconveniente es que en cuanto lo dejamos, recuperamos peso rápidamente». Entonces respondí que teniendo en cuenta que las mismas causas producen los mismos efectos, me parecía lógico que volviera a engordar si consumía de nuevo pan blanco, azúcar y patatas en todas las comidas.

«¿Y por qué no ha hecho la Fase II?» le pregunté.

Me miró con extrañeza y me confesó que no sabía de qué le estaba hablando. En realidad, no había leído mi libro y se había conformado con aplicar algunos principios sacados de un torpe resumen de una página que le había facilitado uno de sus colegas periodistas.

Por eso, para llevar a cabo con éxito la Fase II que durará el resto de su vida, conviene en primer lugar entender perfectamente los principios de base del Método.

La Fase II puede llevarse a cabo de dos formas diferentes: con o sin desviaciones. Pero en ambos casos el objetivo es el mismo: *lograr una resultante glucémica en la comida que no sobrepase la media (50).* Son dos formas de enfocar la Fase II.

LA FASE II SIN DESVIACIONES

Consiste en poner en práctica una *Fase I ampliada* de la que, de alguna manera, constituye la prolongación.

Recordemos que en la Fase I, durante las comidas prótido-lipídicas (es decir, las que incluyen carne, huevos, productos lácteos enteros... y grasas diversas), los glúcidos que se asocian a estas comidas deben seleccionarse imperativamente entre aquellos que tienen un índice glucémico muy bajo (35).

La Fase II sin desviaciones permitirá por lo tanto ampliar el abanico de posibilidades consumiendo glúcidos con índice glucémico inferior o igual a 50.

Por ejemplo, podrá comer de vez en cuando arroz Basmati (IG: 50) o espaguetis *al dente* (IG: 45) como acompañamiento de un pescado. De la misma manera podrá tomar zumo de naranja (IG: 40), comer frijoles (IG: 40) o incluso boniatos (IG: 50).

Durante las comidas podrá beber más de un vaso de vino (hasta dos o tres) o incluso una cerveza entera (33cl) sin perjuicio alguno para su nuevo equilibrio ponderal. Su glucemia media, aunque haya aumentado ligeramente, seguirá siendo lo suficientemente baja como para impedir toda secreción insulínica intempestiva susceptible de provocar un posible aumento de peso.

Evidentemente, todas las recomendaciones complementarias que se han hecho deberán seguir aplicándose, en especial aquellas que consisten en preferir las grasas «buenas» (aceite de oliva, grasas de pescado...) o también las de limitar el consumo de grasas saturadas, especialmente por la noche.

LA FASE II CON DESVIACIONES

Es un poco más complicada de aplicar ya que su naturaleza es más sutil. En efecto, consiste en permitir el consumo *excepcional* de glúcidos con índices glucémicos elevados, *bajo algunas condiciones*. Es decir, que cada vez que introduzcamos un alimento con índice glucémico elevado en la comida, habrá que *compensar* imperativamente ese alimento crítico con un alimento contrario. En otras palabras, si consumimos un alimento que hace aumentar la glucemia, como las patatas, habrá que consumir a la fuerza otro alimento que contribuirá a obtener una disminución de la resultante glucémica (ver figura página siguiente).

Durante la segunda mitad del siglo XIX en Europa, el consumo de patatas se extendió mucho, en especial entre las poblaciones más pobres, y principalmente entre los campesinos.

La mayoría de ellos comía patatas cada día, y sin embargo no estaban gordos. La explicación es sencilla.

En primer lugar, las patatas que consumían en aquella época estaban casi siempre cocidas con su piel en agua o debajo de ceniza, lo cual sólo provoca *a priori* un aumento muy relativo de la glucemia (IG: 65, en comparación con las patatas fritas y las patatas al horno cuyo índice es de 95). Pero en aquella época, se solía comer siempre las patatas en una sopa espesa que contenía numerosas verduras, y por lo tanto fibra. En Francia se solía comer la patata con col. En España, más bien con lentejas.

Así, cada vez que la gente de aquella época consumía patatas (IG elevado), comía al mismo tiempo una cantidad importante de glúcidos con índice glucémico muy bajo. Por lo tanto, la resultante glucémica era media.

También nos podría sorprender el hecho de que los chinos jamás hayan desarrollado obesidad, teniendo en cuenta que el índice glucémico del arroz se encuentra más bien por encima de la media (según los tipos, varía entre 50 y 70). La explicación es la misma que para nuestros antepasados con las patatas.

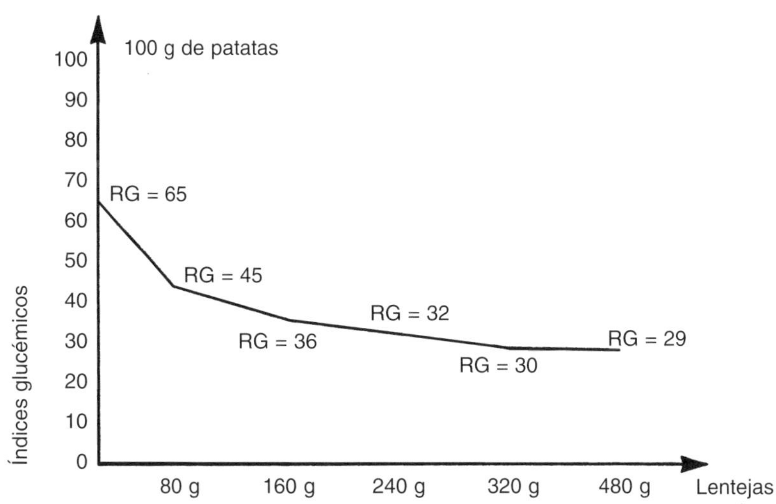

Evolución de la resultante glucémica teórica de una comida compuesta por 100 g de patatas cocidas en agua con su piel (IG: 65) en función de los diferentes aportes de lentejas verdes (IG: 22).

Efectivamente, en las costumbres alimenticias de los chinos, el arroz (glúcido con IG más bien elevado) siempre se consume con verduras con índice glucémico muy bajo debido a su riqueza en fibra. Por lo tanto, la resultante glucémica de su comida acaba siendo muy inferior a 50.

Ésta es la preocupación que deberemos mantener durante la Fase II: comamos lo que comamos, tendremos que procurar llegar a una resultante glucémica de nuestra comida lo más baja posible.

Evidentemente, jamás podremos llevar a cabo este cálculo de forma muy precisa, ya que para conseguirlo deberíamos no solamente pesar todos los glúcidos que comemos, sino sobre todo, recurrir a un ordenador debido a los muchos factores que habría que tener en cuenta.

Sin embargo, la experiencia demuestra que esto no resulta realmente necesario, ya que podemos conseguirlo aplicando únicamente unas cuantas reglas de base.

Pero para entender bien estos principios debemos descubrir unas cuantas nociones fundamentales.

Desde el principio de este libro, usted ya habrá entendido que, al contrario a lo que se ha creído durante mucho tiempo, *los alimentos glucídicos no son todos equivalentes*.

En efecto, algunos de ellos tienen índices glucémicos elevados, como las patatas, y otros en cambio tienen amplitudes glucémicas bajas, como las lentejas.

Pero lo que hay que saber también es que su contenido en glúcido puro es diferente.

Por cada 100 g de productos, hay 55 g de glúcidos puros en el pan, 33 g en las patatas, 49 g en las chips, 14 g en la patata hervida con piel, 17 g en las lentejas, tan sólo 6 g en las zanahorias cocidas y 5 g en la ensalada verde o en el brécol.

Comparando aquello que puede ser comparado, el cálculo de los índices glucémicos se ha llevado a cabo «con la misma cantidad de glúcido puro». Podemos así comparar el índice obtenido al consumir 100 g de azúcar con 300 g de patatas fritas, 200 g de chips, 588 g de lentejas, 714 g de patatas hervidas o bien 2 kg de ensalada. Así, todas estas porciones son comparables desde el punto de vista de su índice glucémico, ya que todas tienen algo en común: contienen 100 g de glúcido puro.

El objetivo de la Fase II, como ya hemos visto, es el de administrar estas desviaciones, pero lo que dificulta un poco su realización es que hay que tener en cuenta dos factores a la vez:

- la naturaleza glucemiante del glúcido medida por el índice glucémico
- la concentración en glúcido puro del glúcido.

El índice glucémico del glúcido

Ésta es una noción que usted ya conoce bien. Para diferenciar entre los glúcidos con índices glucémicos elevados y los glúcidos con índices glucémicos bajos, basta con referirse a la tabla (pág. 38).

Durante la Fase I, la selección era sencilla ya que cada vez que decidíamos comer un glúcido, lo escogíamos entre aquellos que tienen un índice muy bajo.

Durante la Fase II seguiremos fijándonos en la tabla de los índices glucémicos, ya que aunque nos podamos permitir algunas desviaciones (comer de vez en cuando un glúcido «malo»), debemos esforzarnos por limitar al máximo la incidencia de esta desviación.

Por ejemplo, es del todo comprensible que nos apetezca alguna vez comer patatas. Así que la tabla de los índices glucémicos nos ayudará a seleccionar nuestra desviación minimizando al mismo tiempo sus consecuencias. Al preferir las patatas hervidas con piel (IG: 65), ciertamente haremos una desviación, pero será limitada.

Cuanto menor sea su desviación en sus consecuencias glucémicas, más fácil resultará compensarla.

Una vez haya ocurrido la desviación, queda por determinar cómo vamos a compensarla. El sentido común nos induce a pensar que si utilizamos un glúcido con un índice glucémico de 40 (como los frijoles) para compensar, nos costará situar la resultante glucémica muy por debajo de 50.

Por esa razón, el sentido común nos inducirá más bien a escoger glúcidos de compensación entre aquéllos cuyos índices glucémicos son los más bajos. Se podría pensar así lógicamente que cuanto más bajo es el índice glucémico, más eficaz es el efecto compensatorio. Incluso se podría pensar que cualquier verdura con IG: 15 constituiría una selección ideal. En realidad, esto sería cierto si su concentración en glúcido puro fuera la misma. Pero como ya hemos visto anteriormente, ésta es diferente de un glúcido a otro.

La concentración en glúcido puro

El índice glucémico de un alimento glucídico es importante, pero hay que ponerlo en correlación con su concentración en glúcido puro.

Ya veremos en la tabla correspondiente que los alimentos glucídicos tienen diferentes concentraciones en glúcido puro.

En el espíritu de la dietética tradicional, la zanahoria era considerada únicamente como un glúcido igual a todos los demás: las patatas o las lentejas, por ejemplo. Sin embargo, más allá de las diferencias que hemos observado en términos de potencialidad glucemiante, hay que saber que su contenido en glúcido puro puede ser diferente de un producto a otro.

En primer lugar, puede haber diferencias en el seno de una misma familia, como ocurre con las patatas. Ya habíamos observado que su índice glucémico varía en función del tratamiento y de la cocción a que se las somete.

También hay que saber que la concentración en glúcidos puros varía, asimismo, en función de los mismos factores.

Así es como la observación de las tablas de índice glucémico y de concentración en glúcidos puros nos reserva unas cuantas sorpresas, buenas y malas.

Entre las buenas sorpresas, hay que subrayar el hecho de que las zanahorias cocidas, cuyo índice glucémico es crítico, tienen una muy baja concentración de glúcidos puros (6 g / 100 g), es decir, sólo un poco más que la lechuga. Podremos por lo tanto considerar que una desviación sobre la zanahoria cocida tendrá pocas consecuencias glucémicas.

Para que causaran la misma incidencia glucémica que las patatas al horno, habría que consumir zanahorias en una proporción entre cuatro y cinco veces mayor, y seis veces más respecto a las patatas fritas. En otras palabras, habría que comer 600 g de zanahorias cocidas para producir la misma resultante glucémica crítica que se alcanzaría con 100 g de patatas fritas.

Como conclusión, hay que decir que en la Fase II ya no hace falta estar tan obsesionado por las zanahorias cocidas como lo estábamos en la Fase I. Si se encuentra unas rodajas de este glúcido en el plato, cómaselas sin tener mala conciencia y sin preguntarse siquiera cómo las va a compensar.

Se podrá adoptar la misma actitud respecto a todos los glúcidos que tengan índices glucémicos elevados cuya concentración en glúcido puro es escasa o muy escasa, por ejemplo, los nabos (3 %), la calabaza (7 %), la sandía (7 %), el melón (6 %) y la remolacha (7 %). Si no los consume de forma frecuente ni abusiva en la cantidad, podrán ser relativamente tolerados.

En cuanto a las sorpresas desagradables, las encontraremos desgraciadamente de nuevo en los glúcidos más sospechosos, debido a su índice perjudicial. Citemos en primer lugar las patatas fritas. Descubrimos que entre todas las formas de preparación de este alimento, resulta que no solamente tiene uno de los índices glucémicos más elevados (95), sino también la mayor concentración en glúcidos puros: 33 g / 100 g, es decir 5,5 veces más que las zanahorias cocidas y también 3,5 veces más que la patata hervida con piel. Las chips son todavía peores que las patatas fritas, ya que su concentración en glúcido puro es de 49 g / 100 g, con, hay que reconocerlo, un índice glucémico ligeramente inferior (80).

Otra de las sorpresas desagradables, pero fácil de suponer, es el azúcar. Su índice glucémico es elevado (70) y su concentración en glúcidos es la máxima (100 %), es decir, tres veces más que las patatas fritas, y 16,6 veces más que las zanahorias. Por lo tanto, necesitaríamos 140 g de lentejas verdes para compensar 25 g de azúcar y rebajar la resultante glucémica a tan sólo 50.

La última sorpresa desagradable hay que buscarla por supuesto en las harinas blancas. Además de su elevado índice glucémico (70 para el pan de barra, 85 para el de hamburguesa), las harinas blancas tienen elevadas tasas de concentración en glúcido puro (58 % para el pan muy blanco, 55 % para el de barra, 74 % para la sémola refinada). Vemos así que si hacemos una desviación con pan blanco o con todo lo que está hecho a base de harina refinada (pizza, bollería, pasteles, hojaldres, creps, gofres...), lo pagaremos muy caro ya que, si la cantidad es considerable, nos costará mucho trabajo compensarla con glúcidos buenos.

Tomemos un ejemplo para saber cómo administrar estas desviaciones:

Imaginemos que hacemos una desviación con un sándwich de pan de molde como los que venden en las áreas de servicio o en las gasolineras de las autopistas, y cuyo índice glucémico se eleva a 85. Para compensar 200 g de este producto que tiene una concentración en glúcido puro del 58 %, habría que consumir teóricamente 682 g de lentejas verdes y, con todo, sólo lograríamos rebajar la resultante glucémica a 53.

Pero teniendo en cuenta las circunstancias en las que vamos a tratar de administrar este tipo de desviación, es probable que no tengamos lentejas a nuestra disposición. En la carretera podemos recurrir a la manzana como glúcido de compensación. El único problema es que la manzana tiene un índice glucémico superior al de las lentejas (30 en lugar de 22) y contiene menos glúcido puro (12 g frente a 17 g). Así que para rebajar la resultante glucémica hasta tan sólo 57, tendríamos que comer teóricamente 966 g de manzana, lo cual es casi imposible.

Por fortuna, la realidad no es tan cruel como la teoría, ya que existen otros fenómenos que pueden contribuir a relativizar la resultante glucémica.

Efectivamente, se ha demostrado que si los glúcidos con bajo índice glucémico son consumidos antes que los glúcidos «malos», el fenómeno de compensación es mucho más eficaz.

Por esa razón, y siguiendo el ejemplo anterior, habría que comer las manzanas *en primer lugar*, dos o tres serán suficientes, para generar una baja glucemia, y luego comer el sándwich. De esta forma, el aumento de la glucemia resultante será mucho menor.

De hecho, algunos estudios han comprobado este fenómeno al subrayar que el aumento de la glucemia debido a la ingestión de un glúcido de índice glucémico elevado era menor si el glúcido «malo» se consumía hacia el final de la comida.

Según este principio podemos considerar que una desviación efectuada hacia el final de la comida (pastelería, pan con el queso, golosina...) tiene una menor incidencia en el aumento de la resultante glucémica.

En cambio, si empezamos la comida con desviaciones (ensalada de patatas, hojaldres, raviolis, creps, tostadas...), el aumento de la glucemia será rápido y considerable, y su compensación mediante el consumo de glúcidos con índices muy bajos resultará cada vez más difícil.

En otras palabras, el rendimiento de los glúcidos compensatorios (lentejas, ensaladas, garbanzos, soja, judías, verduras, espaguetis *al dente*, quinoa, manzanas, peras...) siempre resulta mucho más eficaz cuando el glúcido en cuestión se consume antes de la desviación.

Una de las normas más importantes que hay que aplicar en la administración de la Fase II es la que consiste en *anticiparse a la desviación*. Es la única manera de organizar una compensación previa.

¡Hoy es domingo! La tradición en las familias europeas consiste en hacer una muy buena comida al mediodía. Así que imagínese que le apetece comer un pastel, por ejemplo una tarta de fresa.

Ese pastel representa una desviación ya que contiene al mismo tiempo harinas blancas hiperrefinadas (IG: 85) y azúcar (IG: 70). Además, es hiperglucemiante ya que la harina blanca y el azúcar tienen una elevada tasa de concentración en glúcido puro (respectivamente 58 % y 100 %).

Para tratar de compensar esta desviación, en el resto de la comida seleccionaremos glúcidos de entre aquéllos cuyo índice glucémico es *muy bajo*.

Deberemos, en primer lugar, seleccionar un entrante a base de verduras crudas (tomates, pepinos, berenjenas, champiñones, lechuga, col, germinado de soja, tabulé de quinoa o ensalada de lentejas verdes...) cuyo índice glucémico sabemos que es muy bajo.

Después, para la guarnición del plato principal, también habrá que escoger entre glúcidos de índice glucémico muy bajo (brécol, coliflor, judías verdes y lentejas).

Naturalmente, deberá olvidarse del pan, incluso del integral, cuando coma queso, ya que el auténtico pan integral sigue escaseando y el pan que le han vendido como tal podría tener un índice ligeramente superior a 40.

Aunque beba tres vasos de vino a lo largo de esta comida dominical que se acabará con una desviación (la famosa tarta), la resultante glucémica será media, lo suficientemente escasa, en cualquier caso, para no producir ningún riesgo de secreción insulínica excesiva.

Pero, ¡cuidado! Si nos permitimos una porción de glúcidos «malos» a lo largo de la comida, no basta con añadir algunos glúcidos buenos como compensación. En efecto, no se trata de comer *más* para compensar el hecho de que hemos comido *mal*. Ya que si nos comemos un kilo de patatas fritas, no es razonable comerse previamente cuatro kilos de ensalada.

La administración de las desviaciones debe realizarse en el ámbito de porciones que deberán ser moduladas en función de su tasa de concentración en glúcidos.

Como ya hemos visto anteriormente, aunque el elevado índice glucémico sea similar para las zanahorias cocidas y las patatas fritas, la concentración en glúcido puro de las patatas fritas es 8 veces mayor.

Esto significa que si hacemos una desviación con patatas fritas, la ración tendrá que ser modesta, cuando no simbólica. Deberemos ser igualmente prudentes con las harinas blancas y el azúcar que, como hemos visto anteriormente son, junto a las patatas fritas y las chips, los campeones de los glúcidos malos ya que tienen al mismo tiempo un índice glucémico muy elevado y una concentración de glúcido puro notable.

Aun a riesgo de repetirme, debo insistir en que siempre hay que *anticiparse* a la desviación para poder decidir previamente su compensación. No se siente nunca a la mesa sin saber lo que va a comer de principio a fin. En efecto, si realiza una desviación importante, después puede ser demasiado tarde para compensarla. Por esa razón, es importante saber desde el principio de la comida lo que viene a continuación para poder hacer las selecciones pertinentes.

Así, la desviación puede hacerse con el entrante (con un hojaldre, por ejemplo), con el plato principal (una patata hervida como guarnición del pescado), con el queso, si decidimos acompañarlo con pan, o también, tal y como hemos visto anteriormente, con el postre.

Supongo que tendrá claro que no es razonable hacer, por ejemplo, una desviación durante el entrante (creps o *blinis*) y luego hacer otra durante el plato principal (puré de patatas o gachas), para luego llegar al postre diciendo «Bueno, ¡ahora tengo que compensar!», ya que nos quedarían pocas posibilidades para compensar, a menos que acabemos nuestra comida con un kilo de lentejas verdes o cinco kilos de lechuga, lo cual no es más que una solución exclusivamente teórica. La cantidad de glúcidos que eso representaría supondría de todas maneras un aumento de la glucemia.

Por lo tanto, como acabamos de ver, la Fase II es una fase de *libertad*, pero no libertad total. Se trata de una *libertad condicional* o *vigila-*

da, cuyos principios deben convertirse en reflejos. Por esa razón, estos principios deben ser como una segunda naturaleza para usted.

Así pues, todas las desviaciones son posibles a condición de que respeten dos principios: que sean *excepcionales* y que estén *administradas* de acuerdo con sus dos factores: *su índice glucémico y su tasa de concentración en glúcido puro.*

De hecho, si tuviéramos que conservar un solo principio elemental sin entrar demasiado en los detalles de las consideraciones técnicas que acabamos de ver, sería el siguiente: las desviaciones deberán realizarse esencialmente con alimentos que tengan una baja concentración en glúcido puro ya que siempre resultan fáciles de compensar por su baja incidencia glucémica.

Pero puede parecer tentador relativizar la gravedad de la desviación al cultivar la distinción entre desviación «pequeña» y «grande», y fijándonos únicamente en esta última.

En efecto, podemos considerar una pequeña desviación el hecho de beber tres vasos de vino durante la comida o bien el de comer una tostada de pan blanco, pues su incidencia sobre nuestro peso es prácticamente insignificante. Pero esta actitud tiene sus inconvenientes, ya que puede llegar a banalizar la desviación «pequeña» hasta convertirla rápidamente en una costumbre. Y de la misma manera que los pequeños afluentes forman los grandes ríos, varias desviaciones pequeñas no compensadas a lo largo de una comida pueden tener las mismas consecuencias que una desviación grande.

Pero, sin duda, lo más peligroso es que a fuerza de ser demasiado tolerantes, nos acabemos relajando demasiado y olvidemos los principios fundamentales del Método.

Por eso, aunque la desviación sea pequeña, hay que ser consciente de ella e integrarla sistemáticamente en una estrategia de reequilibrio glucémico. ¡Por principio!

Una de las normas que conviene respetar es la de *jamás* dejarse llevar, incluso en las situaciones difíciles. Es cierto que las circunstancias de la vida social y profesional nos pueden hacer caer en la trampa, hasta el punto de encontrarse con tres glúcidos malos en la misma comida: por ejemplo, un hojaldre de entrante, patatas como guarnición del plato principal y un pastel repleto de harina, mantequilla y azúcar.

Frente a una situación tan crítica, algunos considerarán que no han tenido opción y que no tienen más remedio que aguantarse. A mí me parece que esta actitud es reprobable, pues no creo que haya ninguna situación que no deje margen de maniobra. En todos los casos, por muy desesperados que sean, siempre se pueden limitar los daños. Si usted está convencido de lo que hace (y después de una buena Fase I, sería sorprendente de que no lo estuviera), no debería resultarle tan difícil resistirse.

Observe a los vegetarianos que le rodean. Han decidido, por razones «personales», no comer carne, lo cual es perfectamente respetable.

Y sus convicciones han de permanecer lo suficientemente fuertes como para que su decisión no sufra ninguna excepción. No comen carne ni aunque los inviten a la matanza del cerdo.

En la aplicación del Método, las selecciones nunca son tan maniqueas pues siempre existe una tolerancia relativa.

Así que si un hojaldre aparece de pronto en su plato, bastará con que examine su contenido para extirparle algo consumible y deje el resto en un rincón. Nadie le va a obligar a comer las patatas que haya desechado. Sería sorprendente que no encontrara algo de ensalada, incluso algo de queso. Entonces, usted ya podrá, sin demasiados remordimientos, hacer su desviación con el pastel, aunque, incluso éste, podemos desmenuzarlo para comer únicamente sus partes realmente «consumibles». Acabe la comida con la convicción de que aunque haya evitado la catástrofe, no ha organizado una compensación satisfactoria. Mantenga presente esa información en su mente para estar especialmente atento a la organización de las comidas siguientes, en las que tendrá la prudencia de regresar a la Fase I.

En cualquier caso, el auténtico vigilante de la gestión de su alimentación seguirá siendo la aguja de la báscula.

Si engorda un poco, puede ser por dos razones: o bien su páncreas todavía no ha recobrado un nivel de tolerancia aceptable y mantiene una gran sensibilidad frente a la menor elevación de la glucemia, o bien la amplitud y la frecuencia de sus desviaciones son excesivas. Deberá entonces tomar las medidas convenientes, redoblar la atención y, sobre todo, volver a la Fase I lo más a menudo posible.

Pero existe otro indicador de la gestión de sus desviaciones: su estado de forma. Efectivamente, en cuanto haya ido demasiado lejos, comprobará rápidamente los efectos nocivos sobre su vitalidad.

Por lo tanto tomará, casi instintivamente, las medidas correctoras convenientes.

EJEMPLO DE GESTIÓN DE DESVIACIONES

Las desviaciones aparecen en **negrita**
Los glúcidos de compensación aparecen en *cursiva*

Ensalada de *lentejas* con vinagreta (aceite de oliva) Filete de ternera **Arroz blanco** *Ensalada verde* Yogur	*Zanahorias ralladas* Bacalao fresco *Judías verdes* **«Crème brûlée»**	Ensalada *«César»* sin pan frito Salchicha *Puré de guisantes* **Helado de vainilla (con alginatos)**
Espaguetis al dente en ensalada **Trozo de pizza** *Ensalada verde* Compota de manzana sin azúcar	Foie gras **con 3 tostadas** Filete de pato *Pisto* *Ensalada verde* Quesos	12 ostras + 2 **rebanadas de pan de centeno completo** Salmón marinado *Ensalada verde* *Mousse de chocolate* (70 % de cacao)
Salmón ahumado + *Ensalada verde* Pierna de cordero *Judías verdes* Queso **+ 2 rebanadas de pan**	*Sopa de verduras* (puerros, coles, apio, calabacín) Tortilla de acederas Ensalada verde **Crema de caramelo**	*Ensalada verde* Chiles con carne **Tarta de ciruelas**
Puerros a la vinagreta Saladillo con lentejas **Pastel de chocolate**	*Sopa de guisantes* Jamón blanco **Puré de patatas con aceite de oliva** *Fresas sin azúcar*	*Corazones de alcachofas* Espaguetis «al dente» Salsa: crema de soja con curry Pastel de queso
Ensalada de Espaguetis (al dente) Costilla de cerdo *Lentejas verdes* Queso + 2 **rebanadas de pan**	Melón Crep de trigo sarraceno con huevos y jamón Ensalada verde Frambuesas	*Sandía* Entrecot *Brécol* *Albaricoques frescos «pochés» con fructosa*

CONCENTRACIÓN MEDIA DE GLÚCIDOS PUROS POR CADA 100 G DE ALIMENTO GLUCÍDICO Y SU ÍNDICE GLUCÉMICO

	Glúcido puro	*Índice glucémico*
Cerveza	5 g	110
Patata cocida al horno	25 g	95
Patatas fritas	33 g	95
Arroz inflado	85 g	95
Puré de patatas	14 g	90
Arroz precocinado		90
Miel	80 g	90
Zanahorias cocidas	6 g	85
Copos de maíz	85 g	85
Palomitas de maíz (sin azúcar)	63 g	85
Harina T 45 (pan blanco)	58 g	85
Pastel de arroz	24 g	85
Chips	49 g	80
Habas cocidas	7 g	80
Tapioca	94 g	80
Crackers	60 g	80
Calabaza	7 g	75
Harina T 55 (pan de barra)	55 g	75
Sandía	7 g	75
Harina T 65 (pan rústico)	53 g	70
Cereales con azúcar	80 g	70
Barrita de chocolate (tipo Mars)	60 g	70
Patatas hervidas (peladas)	20 g	70
Azúcar (sacarosa)	100 g	70
Nabo	3 g	70
Maicena	88 g	70
Maíz «moderno»	22 g	70
Arroz precocinado que no se pega	24 g	70
Bebidas con cola	11 g	70
Macarrones, raviolis	23 g	70
Pan moreno (harina T 85)	50 g	65
Patatas hervidas con piel	14 g	65
Sémola (refinada)	25 g	65
Confitura clásica	70 g	65
Melón	6 g	65
Plátano	20 g	65
Zumo de naranja industrial	11 g	65
Pasas	66 g	65
Arroz largo blanco	23 g	60
Galleta de harina blanca	68 g	55
Galleta seca con mantequilla	75 g	55
Pasta blanca de cocción normal	23 g	55
Pan completo T 150	47 g	50
Harina de trigo negro (sarraceno)	65 g	50
Crep con trigo sarraceno	25 g	50

CONCENTRACIÓN MEDIA DE GLÚCIDOS PUROS POR CADA 100 G DE ALIMENTO GLUCÍDICO Y SU ÍNDICE GLUCÉMICO

(*continuación*)

	Glúcido puro	*Índice glucémico*
Boniato	20 g	50
Kiwi	12 g	50
Arroz Basmati	23 g	50
Arroz completo	23 g	50
Sorbete	30 g	50
Pastas completas (T 150)	19 g	45
Pan de salvado	47 g	45
Cilantro en grano entero (cocido)	25 g	45
Espaguetis *al dente*	25 g	45
Pan negro alemán	45 g	40
Guisantes frescos	10 g	40
Uva	16 g	40
Zumo de naranja exprimido	10 g	40
Zumo de manzana natural	17 g	40
Pan de centeno completo	49 g	40
Pastas integrales (T 200)	17 g	40
Frijoles	11 g	40
Pan integral fresco (T 200)	45 g	40
Helado (con alginatos)	25 g	35
Fideos chinos (judía mungo)	15 g	35
Maíz «indio ancestral»	21 g	35
Quinoa (cocida)	18 g	35
Guisantes secos (cocidos)	18 g	35
Zanahorias crudas	7 g	35
Yogur entero	4.5 g	35
Yogur desnatado	5.3 g	35
Naranja	9 g	35
Pera, higo	12 g	35
Albaricoques secos	63 g	35
Leche (semidesnatada)	5 g	30
Salvado	46 g	30
Melocotón	9 g	30
Manzana	12 g	30
Alubias	17 g	30
Judías verdes	3 g	30
Lentejas pardinas	17 g	30
Garbanzos (cocidos)	22 g	30
Mermelada de fruta sin azúcar	37 g	30
Chocolate negro (70 % cacao)	57 g	22
Lentejas verdes	17 g	22
Guisantes	22 g	22
Cereza	17 g	22
Ciruela, pomelo	10 g	22
Fructosa	100 g	20

CONCENTRACIÓN MEDIA DE GLÚCIDOS PUROS POR CADA 100 G DE ALIMENTO GLUCÍDICO Y SU ÍNDICE GLUCÉMICO

(*continuación*)

	Glúcido puro	*Índice glucémico*
Soja (cocida)	15 g	20
Cacahuetes	9 g	20
Albaricoques frescos	10 g	20
Nueces	5 g	15
Cebolla	5 g	10
Ajo	28 g	10
Verduras, ensaladas, champiñones, tomates, berenjenas, pimiento morrón, col, brécol, etc.	5g	10

VI

LA HIPOGLUCEMIA: UN FACTOR ESENCIAL DE LA FATIGA

¿Habrá cambiado de aspecto la fatiga?

Antaño, cuando alguien se encontraba físicamente agotado, bastaba con que descansara, o mejor aún, que se acostara, pues con una buena noche de sueño desaparecía toda forma de cansancio.

Hoy en día, el tiempo de trabajo es menor. Tenemos cada vez más tiempo de ocio y sin embargo, nunca nos hemos sentido tan cansados. Este último cuarto de siglo ha engendrado en particular una raza de adolescentes constantemente agotados.

Casi una de cada dos visitas al médico tiene como motivo la fatiga. Sin embargo, una encuesta realizada entre mil médicos de cabecera indicaba que en un 100 % de los casos, el médico recetaba reconstituyentes y en un 33 %, psicotrópicos (antidepresivos, neurolépticos, tranquilizantes, ansiolíticos).

Además, un 57 % de los casos daba lugar a una interrupción del trabajo.

La pista de la causa alimentaria sigue sin ser explorada. Como veremos a lo largo de este capítulo, una mala alimentación, cuyos efectos metabólicos pueden derivar en una hipoglucemia, se manifiesta muy a menudo a través de los síntomas de la fatiga.

En los capítulos anteriores, hemos visto que la insulina (una hormona segregada en el páncreas) tiene un papel determinante en la metabolización de los glúcidos.

La función básica de la insulina consiste, de hecho, en actuar sobre la glucosa contenida en la sangre con el fin de hacerla penetrar en las células y asegurar el funcionamiento de los órganos, la formación del glucógeno muscular y hepático y, a veces, la de las grasas de reserva.

Por lo tanto, la insulina expulsa la glucosa «azúcar» de la sangre, lo cual provoca una disminución de la tasa de azúcar contenida en la sangre (glucemia).

Si la cantidad de insulina producida por el páncreas es demasiado alta, si es desproporcionada respecto a la glucosa a la que debe facilitar la metabolización, la tasa de azúcar contenida en la sangre se reducirá hasta un nivel anormalmente bajo.

En tal caso, nos encontraremos frente a una situación de hipoglucemia.

Por lo tanto, la hipoglucemia no se debe siempre a una falta de azúcar en la alimentación, sino que a menudo la produce una secreción excesiva de insulina (hiperinsulinismo), consecuencia de un abuso de glúcidos con índices glucémicos elevados (patatas, pan blanco, maíz...).

Si, por ejemplo, se encuentra repentinamente cansado hacia las once de la mañana significa, en la mayoría de los casos, que su tasa de azúcar (glucosa) en la sangre es inferior a la normal. Está afectado de hipoglucemia.

Si ingiere algún glúcido «malo» en forma de galletita seca o chuchería, muy rápidamente lo metabolizará en glucosa. La presencia de glucosa en la sangre provocará un aumento de la tasa de azúcar y le producirá, en efecto, una sensación de bienestar. Pero este aumento de glucosa en la sangre provocará automáticamente una secreción de insulina cuyo efecto será el de eliminar esta glucosa y restituir su hipoglucemia con una tasa de azúcar todavía más baja que al principio. De hecho, este fenómeno provocará el círculo vicioso que desemboca inevitablemente en abusos.

Muchos científicos explican el alcoholismo como la consecuencia de una hipoglucemia crónica. En cuanto el alcohólico siente que su tasa de alcoholemia en la sangre ha bajado, se encuentra mal y siente la necesidad de beber. Pero como la mayoría de las veces también consume glúcidos con índices glucémicos elevados, el alcohol incrementa el riesgo de hipoglucemia, lo cual provoca una fatiga añadida. El alcohólico tratará de compensar este nuevo descenso de su vitalidad con otra bebida alcohólica que producirá una impresión ilusoria y transitoria de «latigazo». Comprendemos así que el riesgo de hipoglucemia aumenta cuando la bebida alcoholizada también contiene azúcar (cerveza, gin-tonic, whisky con coca-cola, vodka con naranja, sangría, oporto...).

Así es como los adolescentes, grandes consumidores de bebidas muy azucaradas, presentan una curva de glucemia en forma de sierra similar a la de los alcohólicos. Esta es la razón por la cual algunos médicos norteamericanos han observado que esta situación predisponía a los jóvenes hacia el alcoholismo, cada vez más presente en los campus universitarios. Su organismo de alguna manera está preparado y casi condicionado para pasar de los refrescos gaseosos al alcohol. Otra razón para alertar a los padres sobre los riesgos potenciales del abuso de algunos glúcidos «malos».

Los síntomas de la hipoglucemia son los siguientes: fatiga, cansancio repentino, irritabilidad, nerviosismo, agresividad, impaciencia, ansiedad, bostezos, falta de concentración, dolores de cabeza, transpiración excesiva, sudor en las manos, falta de eficacia profesional, problemas digestivos, náuseas, problemas de expresión.

La lista, aunque impresionante, no es exhaustiva. Pero sufrir hipoglucemia no significa que suframos todos estos síntomas. Tampoco significa que estos síntomas aparezcan permanentemente. En efecto, algunos de estos síntomas son muy efímeros y pueden desaparecer en cuanto se come algo. Usted ya habrá observado que algunas personas se van volviendo progresivamente nerviosas, inestables, incluso agresivas, a medida que se acerca la hora de comer.

Entre estos síntomas, uno destaca por su mayor frecuencia y sin duda ya lo habrá observado en usted mismo y en su entorno, se trata de la *fatiga*.

En efecto, una de las características de nuestra época es la generalización de la fatiga.

Cuanto más duerme, cuanto más tiempo de ocio y vacaciones tiene, más cansada está la gente. Por la mañana, nada más despertarse, ya están «hechos polvo». Hacia el final de la mañana, ya no pueden más. A principio de la tarde, casi se duermen sobre el despacho: es el «bajón» de después de comer. Al final de la tarde, agotan sus últimos recursos para poder volver a casa. Andan arrastrándose. Luego, ya no hacen nada, dormitan frente al televisor. En cambio, por la noche, no pueden dormir. Cuando por fin concilian el sueño, ya es hora de levantarse y se reanuda de nuevo el ciclo. Entonces se le echa la culpa al estrés de la vida moderna, al ruido, a los transportes, a la contaminación, a la falta de magnesio...

Y para luchar contra este fenómeno, no se nos ocurre nada mejor que tomar café fuerte, vitaminas, sales minerales o practicar yoga. Sin embargo, en la mayoría de los casos, el cansancio es un problema de glucemia que tiene que ver con las malas costumbres alimenticias.

Entre comidas, la tasa de azúcar en la sangre (glucemia) de nuestros contemporáneos es anormalmente baja. Esta situación es consecuencia secundaria de una alimentación con exceso de glúcidos «malos» (glúcidos con índices glucémicos elevados). Un exceso de azúcar, bebidas azucaradas, pan blanco, patatas, arroz blanco, galletas, etc., que provoca un exceso de secreción de insulina.

Durante mucho tiempo, hemos pensado que tan sólo los sujetos con tendencia a engordar fácilmente podían ser hipoglucémicos. Algunos estudios recientes han demostrado que un gran número de gente delgada también sufre hipoglucemia, debido a un consumo excesivo de azúcar y glúcidos con elevados índices glucémicos. La diferencia se encuentra en el metabolismo, los otros engordan y ellos, no. Pero en cuanto a la tasa de azúcar en la sangre, el fenómeno y las consecuencias son los mismos.

Por otra parte, estos estudios revelan que las mujeres son especialmente sensibles a las variaciones glucémicas. Quizás esto explicaría sus frecuentes cambios de humor. En cualquier caso, está demostrado que las depresiones posparto son la consecuencia directa de un estado hipoglucémico relacionado con las secuelas del parto.

Si usted pone en práctica en serio el Método que le he enseñado en los capítulos anteriores, comprobará enseguida que, además de la pérdida de peso, se producen otras consecuencias positivas.

Efectivamente, se encontrará más alegre, más optimista y con más vitalidad. Ya no sufrirá cansancios repentinos y experimentará una auténtica mejoría física y mental.

Al suprimir el consumo de azúcar y limitar el de los glúcidos «malos», lo cual elimina toda secreción excesiva de insulina, la tasa de azúcar en la sangre se estabiliza al nivel ideal. En efecto, los glúcidos «buenos» (los que tienen un bajo índice glucémico) no provocan hipoglucemias reactivas.

Según numerosos especialistas, la hipoglucemia sería una de las enfermedades peor diagnosticadas. Los síntomas son tan numerosos y variados que los médicos de cabecera rara vez la advierten. Parece ser que la mala información sobre este asunto, del que apenas se habla en los estudios de medicina, es una de las razones que explican este fenómeno.

Pero la mejor manera de averiguar si somos o no hipoglucémicos consiste en poner en práctica las normas alimentarias enunciadas en los capítulos precedentes. Menos de una semana después de su inicio, comprobará con entusiasmo una mejora fenomenal de su estado general. Descubrirá la vitalidad que lleva dentro y que, pese al consumo continuo de agua mineral, no había podido salir totalmente a la luz.

Además, muchas fatigas inexplicadas también pueden tener su origen en un estado de carencia de vitaminas, de sales minerales y de oligoelementos. La gente que sigue regímenes hipocalóricos sufre especialmente una carencia en micronutrientes, debido a la escasa cantidad de alimentos ingeridos. Además, el fenómeno de carencia se ve acentuado por el hecho de que los suelos, excesivamente explotados, se han empobrecido y los vegetales contienen menos micronutrientes.

Esta es la razón por la cual, para estar en forma y evitar las hipoglucemias, hay que consumir glúcidos con índices glucémicos bajos (fruta, alimentos integrales, legumbres secas, verdura...) y preferentemente crudos.

Nos aseguramos así una ración correcta de micronutrientes para permitir un funcionamiento óptimo del organismo.

VII

VITAMINAS, SALES MINERALES Y OLIGOELEMENTOS

La alimentación moderna sufre una subcarencia de nutrientes esenciales como las vitaminas, las sales minerales y los oligoelementos. No solamente las técnicas de refinamiento los han hecho desaparecer, sino que además la mayoría de los procesos industriales, tanto en la fase de producción como en la de conservación, tienden a reducir considerablemente su presencia, sin contar el efecto en ocasiones nocivo de los modos de cocción.

Durante mucho tiempo se ha sabido más o menos cuáles eran las consecuencias de su ausencia total. Cada día descubrimos los efectos nocivos que tiene el no ingerirlos en cantidad suficiente, entre los cuales hay que destacar la fatiga y también una resistencia al adelgazamiento.

LAS VITAMINAS

La palabra *vitamina* evoca de entrada vitalidad y, por lo tanto, la vida.

Efectivamente, hay que saber que ninguna reacción química se podría producir en nuestro organismo sin ellas. Intervienen en el funcionamiento de centenares de enzimas, actuando como catalizadoras de las reacciones bioquímicas de las células de nuestro cuerpo.

En los países occidentales en los que reina la abundancia alimentaria, lo normal sería que no nos faltaran vitaminas.

Sin embargo, es lo que le ocurre a menudo a buena parte de la población.

Sin contar a los adeptos de los regímenes hipocalóricos que no pueden hallar en su alimentación restrictiva el contenido nutritivo que necesitan, el resto de la población también está falto de vitaminas debido a sus malas costumbres alimenticias.

Todo el mundo sabe que en la fruta y en los alimentos ricos en fibras encontramos una fuerte concentración de vitaminas.

Sin embargo, según las estadísticas del profesor Cloarec, un 37 % de los franceses no come nunca fruta, y un 32 % no come nunca verdura. Además, sabemos que en otros países (en especial los anglosajones) el consumo de fruta y verdura es todavía menor.

Esta situación es todavía más crítica cuando los mismos individuos conceden mayor importancia en su alimentación a los productos refinados, que por definición han perdido sus vitaminas: harina blanca, arroz blanco...

Sin embargo, las vitaminas son indispensables para el funcionamiento de nuestro organismo, en el cual actúan en dosis infinitesimales.

Al no ser capaz de sintetizarlas, es decir de fabricarlas él mismo, el organismo debe encontrarlas en la alimentación diaria.

Se distinguen:

- Las vitaminas solubles en el agua (o hidrosolubles) que no son almacenables en el organismo.

  Son las vitaminas B, C y PP que a veces se pierden en el agua de cocción, que ya no recuperamos para hacer sopa como antaño.
- Las vitaminas solubles en las grasas (liposolubles) que sí son almacenables. Entre éstas hay que citar las vitaminas A, E, D y K.

La pobreza vitamínica

Tras la Segunda Guerra Mundial, las transformaciones sociológicas de las sociedades occidentales, así como el aumento de la población, se han traducido en dos fenómenos: la urbanización y la desertificación del campo.

Además de la necesidad de producir más, ha sido necesario empezar a producir de forma diferente, ya que por primera vez en la historia de la humanidad los lugares de consumo y los lugares de producción no coincidían.

Así es como para aumentar el rendimiento, la agricultura se ha desarrollado de forma intensiva utilizando los abonos químicos pero también los pesticidas, insecticidas, herbicidas y fungicidas.

Para paliar el problema del tiempo de traslado del género a los lugares de consumo, se elaboraron nuevas técnicas de conservación, y así fue como se generalizó el uso de los aditivos y de los conservantes químicos.

El conjunto de esas medidas ha supuesto un empobrecimiento progresivo de los suelos, y una sobrecarga al mismo tiempo en los productos de cultivo de sustancias químicas indeseables.

Así es como la fruta, la verdura y los cereales se han empobrecido considerablemente en vitaminas, oligoelementos y sales minerales.

Ésta es la razón por la cual las tasas de vitaminas A, B1, B2, B3 y C han disminuido en más de un 30 % en algunas verduras según los cultivos.

Por ejemplo, la vitamina E ha desaparecido prácticamente de las lechugas, de los guisantes, de las manzanas y del perejil, de la misma manera que tampoco quedan vitaminas PP en las fresas.

De una espinaca a otra se han encontrado, por cada 100 gr, contenidos globales en vitaminas que van de 3 a 150 mg.

La moda del pan blanco en el siglo XIX fomentó la búsqueda de procedimientos de refinamiento de las harinas. En 1875, el descubrimiento del molino con cilindro supuso la muerte nutritiva del pan. Mediante el refinamiento sistemático e industrial, el pan iba a perder la mayoría de sus sustancias nutritivas: fibras, proteínas, ácidos grasos esenciales, vitaminas, sales minerales y oligoelementos.

Desposeída de todos sus componentes vitales mediante una criba sistemática, la semilla de trigo no era más que almidón prácticamente puro con un potencial únicamente energético.

A la inversa, podemos aumentar la cantidad de vitaminas de algunos elementos, por ejemplo, al hacer germinar las semillas. Pero esta práctica sólo está en vigor en unos entornos muy aislados y muy preocupados por su salud, como por ejemplo los adeptos a las culturas biológicas.

La alteración de las vitaminas en la cocina

Un almacenamiento excesivamente largo, la oxidación por el aire o también la cocción pueden suponer un elevado desperdicio de vitamina C tanto en la fruta como en la verdura.

Las pérdidas más importantes se producen por una cocción demasiado larga.

Una cocción corta a baja temperatura supone un desperdicio menor.

Un plato que permanece durante horas en el fuego resulta, por lo tanto, sospechoso.

La falta de vitaminas por insuficiencia alimenticia

Si la ración alimenticia es insuficiente, lo cual es por definición el caso de los regímenes hipocalóricos, se crea un déficit vitamínico.

RÉGIMEN HIPOCALÓRICO (1.500 CALORÍAS)

VITAMINAS	PORCENTAJE DE APORTE ACONSEJADO OBTENIDO
A	30 %
E	60 %
B_1	40 %
B_2	48 %
B_6	49 %
C	45 %
PP	43 %
B_5	40 %
B_9	38 %

¿Cómo evitar los desperdicios vitamínicos?

Utilizar productos absolutamente frescos en lugar de alimentos que hayan sido almacenados durante días.

Comprar, si es posible, su verdura todos los días en el mercado.

Utilizar la menor cantidad de agua posible durante la preparación (lavado, remojo).

Preferir la fruta y la verdura cruda (salvo caso de intolerancia digestiva).

Pelar lo menos posible y rallar poco.

Evitar las cocciones largas y a altas temperaturas.

Cocer a baja temperatura y especialmente al vapor en el caso de las verduras.

Evitar mantener demasiado tiempo los platos en caliente.

Conservar el agua de cocción para hacer sopa, ya que contiene vitaminas hidrosolubles.

Cocinar tratando de evitar que los restos se queden en el frigorífico para ser recalentados.

Reducir las cantidades, pero optar por la calidad al dar preferencia, por ejemplo, a los productos procedentes de cultivos biológicos. Los costes son aproximadamente idénticos.

Los asados y las parrilladas conservan en mayor medida las vitaminas de las carnes.

Los productos congelados son más ricos en vitaminas que las latas.

No exponer la leche a la luz.

Vitamina	*Fuentes*	*Señales de carencia*
A (retinol)	Hígado, yema de huevo, leche, mantequilla, zanahorias, espinacas, tomates, albaricoques	Trastornos de la visión nocturna Sensibilidad a la reverberación Piel seca Intolerancia cutánea al sol Sensibilidad a las infecciones ORL
Provitamina A (betacaroteno)	Zanahorias, berro, espinacas, mango, melón, albaricoque, brécol, melocotón, mantequilla	
D (calciferol)	Hígado, atún, sardina, yema de huevo, champiñones, mantequilla, queso, el sol	Niños: raquitismo Personas mayores: osteomalacia (+osteoporosis) = desmineralización ósea
E (tocoferol)	Aceites, nueces, almendras, cereales completos, leche, mantequilla, huevos, chocolate amargo, pan completo	Fatiga muscular Riesgos de accidentes cardiovasculares Envejecimiento cutáneo
K (menadiona)	Producida por las bacterias del colon Hígado, col, espinacas, huevos, brécol, carne, coliflor	Accidentes hemorrágicos

Vitamina	*Fuentes*	*Señales de carencia*
B_1 (tiamina)	Levadura seca, germen de trigo, cerdo, despojos, pescado, cereales completos, pan completo	Fatiga, irritabilidad Trastornos de la memoria Falta de apetito, depresión, debilidad muscular
B_2 (riboflavina)	Levadura seca, hígado, riñones, queso, almendras, huevos, pescado, leche, cacao	Dermatitis seborreica Acné rosáceo Fotofobia Cabello frágil y sin brillo Lesiones: labios, boqueras
PP o vitamina B_3 o niacina o ácido nicotínico	Levadura seca, salvado de trigo, hígado, carne, riñones, pescado, pan completo, dátiles, legumbres secas, flora intestinal	
B_5 (ácido pantoténico)	Levadura seca, hígado, riñones, huevos, carne, champiñones, cereales, leguminosas	Fatiga, dolores de cabeza Náuseas Vómitos Trastornos del carácter Hipotensión ortoestática Caída de cabello
B_6 (piridoxina)	Levadura seca, germen de trigo, soja, hígado, riñones, carne, pescado, arroz completo, aguacate, legumbres secas, pan completo	Fatiga Estados depresivos Irritabilidad Vértigos Náuseas Lesiones de la piel Apetencia de azúcar Dolores de cabeza causados por glutamatos
B_8 (o biotina o vitamina H)	Flora intestinal, levadura seca, hígado, riñones, chocolate, huevos, champiñones, pollo, coliflor, leguminosas, carne, pan completo	Fatiga, falta de apetito Náuseas, fatiga muscular Piel grasa, caída del cabello Insomnio, depresión Trastornos neurológicos

Vitamina	*Fuentes*	*Señales de carencia*
B_9 (ácido fólico)	Levadura seca, hígado, ostras, soja, espinacas, berro, verdura, legumbres secas, pan completo, queso, leche, germen de trigo	Fatiga Trastornos de la memoria Insomnio, estado depresivo Cicatrización lenta Trastornos neurológicos
B_{12} (cianocobalamina)	Hígado, riñones, ostras, arenque, pescado, carne, huevo	Fatiga, irritabilidad Palidez, anemia, falta de apetito Trastornos del sueño Dolores neuromusculares Trastornos de la memoria Depresión
C (ácido ascórbico)	Baya de escaramujo, grosella negra, perejil, kiwi, brécol, verduras, fruta (cítricos), hígado, riñones	Fatiga, somnolencia Falta de apetito Dolores musculares Poca resistencia a las infecciones Rápido sofoco frente al esfuerzo

LAS SALES MINERALES Y LOS OLIGOELEMENTOS

El organismo humano está permanentemente sujeto a reacciones químicas. Sin embargo, estas diferentes reacciones no podrían producirse sin la presencia de sales minerales y oligoelementos que actúan indirectamente a través de las enzimas.

Por ejemplo, no podría haber transmisión del influjo nervioso sin sodio o potasio. No habría actividad muscular sin calcio y no habría hormonas tiroideas sin yodo. De la misma manera que no habría oxigenación de la sangre sin hierro, ni adecuada asimilación de la glucosa sin cromo.

Entre estos micronutrientes se distinguen:

Las sales minerales como el calcio, el fósforo, el potasio, el sodio, el azufre, el magnesio.

Los oligoelementos como el cromo, el cobalto, el zinc, el cobre, el selenio, etc., que actúan en cantidad infinitesimal. La falta de sales minerales y oligoelementos puede constituir un factor de perturbación. Sabemos en efecto que:

- un déficit de manganeso favorece la hiperglucemia,
- un déficit en níquel, en cromo y en zinc perpetúa la insulinorresistencia.

¿Los suplementos energéticos son una buena solución?

Algunos podrían pensar que se puede compensar un déficit de micronutrientes (consecuencia de malas costumbres alimenticias) mediante suplementos en forma de comprimidos o ampollas. Sin embargo, hay que saber que estos productos sintéticos, aunque pueden resultar de ayuda en caso de grave carencia, el intestino los *absorbe mal.*

Así que conviene buscar en una alimentación normal y variada las cantidades de sales minerales y oligoelementos que necesita el organismo.

Por esa razón hay que fomentar el consumo de fruta, verdura, hortalizas crudas, leguminosas y cereales sin refinar.

El único suplemento que podemos aconsejar es el que consiste en tomar todos los días levadura de cerveza y germen de trigo, dos productos naturales que contienen nutrientes de los que nuestra alimentación moderna carece en gran medida. Además, la levadura de cerveza es rica en cromo, lo cual contribuye a mejorar la tolerancia a la glucosa y supone una disminución de la glucemia y de la insulinemia. *¡Por lo tanto, es una ayuda indirecta al adelgazamiento!*

Por cada 100 g	*Levadura seca de cerveza*	*Germen de trigo*
Agua	6 g	11g
Prótidos	42 g	26 g
Glúcidos	19 g	34 g
Lípidos	2 g	10 g
Fibras	22 g	17 g
Potasio	1.800 mg	850 mg
Magnesio	230 mg	260 mg
Fósforo	1.700 mg	1.100 mg
Calcio	100 mg	70 mg
Hierro	18 mg	9 mg
Betacaroteno	0,01 mg	0 mg
Vitamina B_1	10 mg	2 mg
Vitamina B_2	5 mg	0,7 mg
Vitamina B_5	12 mg	1,7 mg
Vitamina B_6	4 mg	3 mg
Vitamina B_{12}	0,01 mg	0 mg
Ácido fólico	4 mg	430 mg
Vitamina PP	46 mg	4,5 mg
Vitamina E	0 mg	21 mg

Podremos poner una cucharadita de levadura de cerveza o de germen de trigo, alternándolos de un día para otro, en la leche que tomemos durante el desayuno.

VIII

HIPERCOLESTEROLEMIA, ENFERMEDADES CARDIOVASCULARES Y HÁBITOS ALIMENTICIOS

Según la expresión de un médico: «¡El sida mata poco pero hace mucho ruido, mientras que las enfermedades cardiovasculares matan continuamente pero en silencio!».

¡Cada 90 segundos muere un norteamericano de crisis cardíaca! Las afecciones cardiovasculares siguen siendo, y de lejos, la primera causa de fallecimiento (cerca del 40 % en Francia por delante del cáncer, que representa una cuarta parte de los fallecimientos).

Se han llevado a cabo grandes esfuerzos informativos a lo largo de las dos últimas décadas en todos los países occidentales y en particular en EE.UU. para permitir una mayor prevención. Pero el combate dista mucho de haber terminado. La frecuencia de las enfermedades cardiovasculares es inversamente proporcional al nivel de instrucción, ingreso familiar y grado de cualificación en la profesión ejercida.

No obstante, las tasas de natalidad más elevadas se encuentran entre las capas menos favorecidas, que son las más afectadas. Por esa razón es de temer que se produzca un aumento del número de muertos por enfermedades cardiovasculares durante el siglo XXI, a pesar de las activas campañas de prevención.

Sin embargo, los factores de riesgo de las enfermedades cardiovasculares son conocidos. Se trata de los LDL, colesterol, los triglicéridos, la hiperfunción arterial, la diabetes, la obesidad, pero también el tabaquismo, el sedentarismo y el estrés.

En principio, tardan entre 30 y 40 años en manifestarse como amenaza vital, pero existen formas en las que una causa hereditaria puede empeorar el pronóstico. Ésta es la razón por la cual cerca del 5 % de los sujetos que mueren por afecciones cardiovasculares tienen menos de 25 años.

En los capítulos anteriores hemos descubierto que el consumo de glúcidos con elevados índices glucémicos era la causa principal del aumento de peso. Esto no significa, como ya hemos recordado en muchas ocasiones, que podemos comer grasas sin límite, pues su exceso podría en efecto comprometer la salud en general.

Por otra parte, hemos insistido mucho en la importancia de llevar a cabo las selecciones adecuadas entre los lípidos, ya que algunos podrían aumentar los riesgos cardiovasculares, mientras que otros, en cambio, tienen la ventaja de constituir un factor de prevención.

Pero antes de volver con más detalles a las propiedades de las grasas en función de la naturaleza de sus ácidos grasos, hay que hacer un balance relativo al colesterol.

El colesterol: un falso intruso

El colesterol no es un intruso. Se trata incluso de una sustancia indispensable para la formación de algunas hormonas. El cuerpo contiene alrededor de 100 g de colesterol, repartidos entre los tejidos del sistema nervioso, los nervios y las diferentes células. Es en gran parte sintetizado por el organismo (en un 70 %). La bilis por ejemplo, vierte diariamente entre 800 y 1.200 mg de colesterol en el intestino delgado.

Pero es importante saber que tan sólo el 30 % del colesterol de nuestro organismo procede de la alimentación. Por eso se puede considerar que nuestra tasa de colesterol sanguíneo depende poco de la cantidad de colesterol contenido en los alimentos. Su tasa sanguínea tiene más bien que ver con el tipo de ácidos grasos que consumimos (saturados, mono o poliinsaturados).

El bueno y el malo

El colesterol no se encuentra aislado en la sangre, ya que queda fijado en las proteínas. Hay dos categorías:

- Las lipoproteínas de baja densidad o LDL (*Low Density Lipoproteins*) que distribuyen el colesterol en las células y especialmente en las de las paredes arteriales que sufren estos depósitos grasos.

  Por eso el LDL-colesterol ha sido bautizado como «el colesterol malo», ya que a la larga recubre el interior de los vasos que se van atascando.

Esta obstrucción de las arterias puede acarrear problemas cardiovasculares:

- — una artritis de los miembros inferiores
- — una angina de pecho o un infarto de miocardio
- — un accidente vascular cerebral que puede eventualmente provocar una parálisis.

- Las lipoproteínas de alta densidad o HDL (*High Density Lipoproteins*), que llevan el colesterol hasta el hígado para eliminarlo.

  Al HDL colesterol se le llama «colesterol bueno» ya que no provoca ningún depósito vascular. En cambio, tiene la propiedad de limpiar las arterias de sus depósitos ateromatosos. Comprendemos ahora que cuanto mayor sea la tasa de HDL menor será el riesgo de accidente cardiovascular.

Las dosificaciones sanguíneas

Las normas actuales son mucho menos flexibles que las que han prevalecido durante muchos años.

Hay que recordar tres nociones:

- el colesterol total (HDL + LDL) debe ser inferior o igual a 2 g por litro de sangre
- el LDL-colesterol debe ser inferior a 1,30 g/l
- el HDL-colesterol debe ser superior a 0,45 g/l para el hombre, y 0,55 g/l para la mujer.

Los riesgos cardiovasculares

Los riesgos cardiovasculares se multiplican por dos si la tasa de colesterol total es de 2,2 g/l, y por cuatro si es superior a 2,60 g/l.

Pero se ha podido observar que un 15 % de los infartos se producían en sujetos con un porcentaje de colesterol total inferior a 2 g/l. Por eso el significado de esta noción es relativo.

Lo más importante es la dosificación de LDL y HDL pero también, y sobre todo, la relación entre el colesterol total y el HDL, que debe imperativamente ser inferior a 4,5.

Un 45 % de los franceses tiene tasas superiores a la normal y aproximadamente 8 millones de ellos tienen un colesterol total superior a 2,50 g/l. Ahora bien, cuando se sabe que reducir el colesterol en un 12,5 % permite disminuir en un 19 % la tasa de infarto de miocardio, interesa tomarse esta cuestión muy en serio.

Pero aunque siempre se hace hincapié en la tasa de colesterol (especialmente en los medios de comunicación), no es el único factor de riesgo de las enfermedades cardiovasculares.

A través de nuestra selección alimenticia podemos influir sobre muchos otros elementos que actúan como factores de alteración vascular: hiperglucemia (con o sin diabetes), hiperinsulinismo, hipertrigliceridemia, carencias en aporte de antioxidantes (vitaminas A, C y E, betacaroteno, zinc, cobre, selenio, polifenoles), sin olvidar el tabaquismo.

Tratamiento dietético

En caso de hipercolesterolemia, el médico podrá recetar algunos medicamentos, pero sólo como último recurso.

Sin embargo, en la mayoría de los casos bastará con una buena administración de la alimentación.

Así que estos son los consejos que usted podrá seguir tanto para hacer disminuir el colesterol, en caso de que sea demasiado elevado, como también, y sobre todo, para prevenir los riesgos cardiovasculares en general.

Perder peso

Está comprobado que el adelgazamiento supone en la mayoría de los casos una mejoría de todos los indicadores biológicos. La disminución de la tasa de colesterol será seguramente la que aparecerá en primer lugar, a condición de no cometer el error de consumir lípidos «malos» (grasas saturadas) en exceso.

¿Hay que limitar el aporte alimenticio en colesterol?

Los alimentos contienen una tasa variable de colesterol. La yema de huevo, los despojos y el coco contienen mucha.

Sin embargo, la OMS (Organización Mundial de la Salud) recomendó durante mucho tiempo que no se sobrepasara un aporte diario de 300 mg.

Pero algunas investigaciones recientes han demostrado que paradójicamente este aspecto de la dietética es secundario. Un aporte alimenticio de 1000 mg de colesterol diario sólo supone un aumento de aproximadamente un 5 % de la colesterolemia.

Por lo tanto, podremos despreocuparnos de la cantidad de colesterol contenida en los alimentos. En cambio, habrá que tener en cuenta el grado de saturación de los ácidos grasos ingeridos.

La selección de los lípidos

Hemos visto en el capítulo II acerca de la clasificación de los alimentos, que las grasas debían quedar clasificadas en tres categorías:

- *Las grasas saturadas.*

  Se encuentran sobre todo en la carne, los embutidos excesivamente grasos, los huevos, la leche, los productos lácteos enteros, el queso y el aceite de palma.

  Estas grasas aumentan la tasa de colesterol total y sobre todo la del LDL-colesterol que se deposita sobre las paredes arteriales, favoreciendo así los accidentes vasculares.

  Sin embargo, algunas publicaciones recientes demuestran que los huevos y los quesos fermentados tienen un efecto mucho menor de lo que se ha creído durante mucho tiempo.

  En cuanto a las aves, a excepción de la piel, su tasa de grasas saturadas es escasa. Así pues, su consumo tendrá poco efecto en el aumento de la colesterolemia.

CONCENTRACIÓN DE LÍPIDOS Y ÁCIDOS GRASOS SATURADOS EN LOS EMBUTIDOS

	Lípidos por cada 100 g	*Ácidos grasos saturados*
«Andouillette»*	8 g	3,2 g
Jamón serrano magro	3 g	1,1 g
Jamón de york	13 g	1,7 g
Paté de cabeza*	13 g	4,6 g
Foie gras**	45 g	17 g
Salchichón**	30 g	12,1 g
Beicon**	31 g	11,1 g
Morcilla negra**	34 g	12,6 g
Mortadela	30 g	12,4 g
Paté de hígado de cerdo**	37 g	15 g
Rilletes (paté de oca)**	49 g	20 g
Salami**	42 g	16,4 g
Cervelas**	28 g	11 g
Salchicha de Frankfurt**	24 g	10 g
Salchichón con ajo*	28 g	10,70 g

* *Embutidos poco grasos.*
** *Embutidos muy grasos. A evitar o consumir con mucha moderación.*

- *Los ácidos grasos poliinsaturados de origen animal.*

  Se trata esencialmente de los ácidos contenidos en las grasas de los pescados.

  Durante mucho tiempo se pensó que los esquimales, cuya alimentación se compone en un 98 % de grasas de pescado, no conocían las enfermedades vasculares por razones genéticas. Más tarde se descubrió que la naturaleza de su comida constituía su mejor factor de prevención.

  El consumo de grasas de pescado supone efectivamente una importante reducción de los triglicéridos y previene las trombosis.

  Entendemos ahora, contrariamente a lo que se pensó durante mucho tiempo, que cuanto más graso es el pescado, mayor es su acción benéfica cardiovascular. Por lo tanto, hay que alentar el consumo de salmón, atún, sardinas, caballa, anchoas y arenques.
- *Los ácidos grasos poliinsaturados de origen vegetal.*

  Su máximo exponente es el ácido linoleico que se encuentra sobre todo en los aceites de girasol, maíz, soja y cacahuete.

El ácido linoleico se encuentra sobre todo en los aceites de nuez, soja y colza.

Estos agentes grasos poliinsaturados se encuentran también en los frutos oleaginosos: nuez, almendra, cacahuete y sésamo.

El problema es que estos agentes grasos poliinsaturados vegetales son muy oxidables. Su oxidación puede ocurrir especialmente si la ración alimenticia de antioxidantes resulta insuficiente. ¡Pero un agente graso poliinsaturado oxidado resulta tan asterógeno (causa de arteriosclerosis) como un ácido graso saturado!

- *Los ácidos grasos insaturados «trans».*

  Se trata de los ácidos grasos que pueden aparecer en el tratamiento industrial de los ácidos grasos mono o poliinsaturados: elaboración de margarina, panes industriales, galletas, pastelería, bollería, platos preparados. Sin embargo, estos ácidos grasos «trans» resultan muy aterógenos y tan peligrosos como los ácidos grasos insaturados. Por esa razón es preferible utilizar más a menudo productos sin refinar, cocinados en casa, en lugar de recurrir a los productos preparados que proponen los industriales.

- *Los ácidos grasos monoinsaturados.*

  Su máximo exponente es el ácido oleico que se encuentra principalmente en el aceite de oliva.

  Podemos afirmar que el aceite de oliva es el campeón absoluto de las grasas que tienen la acción benéfica sobre el colesterol. En efecto, es el único que consigue rebajar el colesterol malo (LDL) y aumentar el bueno (HDL).

  Los lectores ya se habrán dado cuenta de que el atún con el aceite de oliva se convierte así en un auténtico pasaporte contra los problemas circulatorios.

  Sin embargo, los ácidos grasos monoinsaturados no se encuentran únicamente en el aceite de oliva. También están presentes en las aves (grasa de oca, grasa de pato) y en el foie gras.

La selección de los glúcidos

La hiperglucemia y el insulinismo son auténticos factores de riesgo cardiovascular.

Por esta razón, hay que evitar un consumo demasiado frecuente de glúcidos con índices glucémicos elevados (patatas, harina blanca, azúcar...) y seleccionar preferentemente glúcidos con índices glucémicos bajos y muy bajos (lentejas, guisantes, garbanzos, fruta, verdura, cereales sin refinar). En caso de hipertrigliceridemia, también hay que suprimir el consumo de glúcidos «malos» y/o reducir el alcohol.

Hay que aumentar la ración de fibras alimentarias

La presencia de las fibras en el tubo digestivo mejora el metabolismo de los lípidos.

Por ejemplo, se ha observado que el consumo de pectina (al comer manzanas) supone una reducción sensible de la tasa de colesterol, y lo mismo ocurre con todas las otras fibras solubles contenidas en la avena y las leguminosas (alubias, lentejas).

Hay que asegurar un aporte suficiente de antioxidantes

En el organismo, algunas reacciones metabólicas provocan un fenómeno de oxidación que da lugar a radicales libres, los cuales también son consecuencia de los efectos negativos del entorno (tabaquismo, contaminación) o de una práctica deportiva demasiado intensiva. Los radicales libres alteran las células y favorecen las lesiones de los vasos sanguíneos. Además, aceleran el envejecimiento y están en el origen de los cánceres.

Para luchar contra los radicales libres, hay que consumir suficientes antioxidantes: vitamina A (y sobre todo su precursor, el betacaroteno), vitamina C, vitamina E, selenio, zinc, cobre y polifenoles.

ALIMENTOS RICOS EN ANTIOXIDANTES

Vitamina E	*Vitamina C*	*Betacaroteno*	*Cobre*
Aceite de germen de trigo	Baya de escaramujo	Zanahorias crudas	Ostras
Aceite de maíz	Grosella negra	Berro	Hígado de ternera
Aceite de soja	Perejil	Espinacas	Hígado de cordero
Aceite de girasol	Kiwi	Acedera	Mejillones
Aceite de cacahuete	Brécol	Mango	Cacao en polvo
Aceite de colza	Acedera	Melón	Hígado de buey
Aceite de oliva	Pimiento morrón	Albaricoque	Germen de trigo
Germen de trigo	Estragón	Brécol	Alubias
Avellanas, almendras	Col verde cruda	Melocotón	Avellanas
Cereales germinados	Berro	Tomate	Guisantes secos
Nueces, cacahuetes	Lombarda cruda	Naranja	Copos de avena
Arroz salvaje	Limón, naranja	Cardillo	Nuez
		Perifollo, perejil	Sesos
Vitamina A	*Selenio*	*Zinc*	*Polifenoles*
Aceite de hígado de bacalao	Ostras	Ostras	Vino
Mantequilla	Hígado de pollo	Guisantes secos	Pepitas de uva
Huevo cocido	Hígado de buey	Hígado de pato	Té verde
Albaricoque	Pescado	Levadura de cerveza	Aceite de oliva
Queso	Huevo	Alubias	Cebollas
Salmón	Champiñones	Riñones	Manzanas
Leche entera	Cebollas	Anguila	
Sardinas	Pan integral	Lentejas	
Nata	Arroz completo	Carne	
	Lentejas	Pan integral	
	Sesos		

Podemos beber un poco de vino

Las investigaciones de los profesores Masquelier y Renaud han demostrado que el consumo de vino (especialmente el tinto), a razón de entre uno y tres vasos diarios, reduce el riesgo cardiovascular. En efecto, el vino contiene sustancias que reducen el LDL-colesterol (colesterol malo) y aumentan el HDL-colesterol (colesterol bueno). Protege las paredes arteriales y hace que la sangre sea más fluida, lo cual evita las trombosis.

Hay que mejorar la calidad de vida

El estrés, el tabaquismo, y el sedentarismo también tienen una repercusión negativa sobre el colesterol. Por lo tanto, hay que mejorar la calidad de vida, no solamente como medida curativa, sino también preventiva.

RESUMEN DE LAS MEDIDAS A TOMAR POR PARTE DE LOS QUE SUFREN HIPERCOLESTEROLEMIA

(O que simplemente quieren prevenir los riesgos cardiovasculares.)

- *Perder peso si se es obeso.*
- *Disminuir el consumo de carne (máx. 150 g/d).*
- *Seleccionar carnes poco grasas (ternera magra).*
- *Sustituirlas por aves (sin piel) la mayoría de las veces.*
- *Evitar los embutidos grasos y los despojos.*
- *Preferir los pescados (mín. 300 g/semana).*
- *Comer poca mantequilla (max. 10 g/d) y margarina.*
- *Limitar el consumo de queso.*
- *Tomar leche desnatada y productos lácteos con 0 % de materias grasas.*
- *Limitar el consumo de glúcidos con índices glucémicos elevados (patata, harinas blancas, azúcares...).*
- *Aumentar el consumo de glúcidos con índices glucémicos bajos y muy bajos, lo cual representa un elevado aporte de fibras (fruta, cereales sin refinar, verduras, leguminosas).*
- *Limitar el consumo de ácidos grasos mono y poliinsaturados vegetales (oliva, girasol, colza).*
- *Asegurar un aporte suficiente de antioxidantes y cromo (levadura de cerveza y germen de trigo).*
- *Beber (eventualmente) vino rico en tanino (máx. 1/2 botella/día).*
- *Controlar el estrés.*
- *Practicar con regularidad una actividad física (marcha, natación, bicicleta, equitación, tenis...).*
- *Dejar de fumar.*

IX

EL AZÚCAR: CUANDO LO DULCE SE VUELVE AMARGO

Alabado por algunos que le atribuían todas las virtudes, despreciado por otros que lo hacían responsable de todos los males, el azúcar ha sido, desde su llegada a Europa en el siglo XI, objeto de polémicas y controversias permanentes.

Desde el esnobismo médico hasta las fobias puritanas que sólo veían en él un motivo ilegítimo de placer, desde las convicciones idealistas de los unos hasta las creencias pseudocientíficas de los otros, siempre predominaron los intereses económicos.

UN POCO DE HISTORIA

En efecto, la historia del azúcar está estrechamente ligada al auge del comercio internacional a través de la colonización, pero también de la esclavitud.

Originaria del sur del Pacífico y muy anterior a nuestra era, la caña de azúcar se fue propagando lentamente en China. Más tarde se fue desarrollando en la India donde era habitual cultivarla en el jardín, para extraer su jugo y sus fibras, con las cuales se enriquecía el pan.

Fue Alejandro Magno quien, hacia el 325 a. C., durante la conquista de la India, descubrió la existencia de esta «miel sin abeja», a la que Nerón mucho más tarde (en el año 50 d. C.) llamó *saccharum*.

Pero a pesar de este descubrimiento, tanto los griegos como los romanos se libraron de lo que Danièle Starenkyj llama «el mal del azúcar».

El imperio persa, por su parte, desarrolló su cultivo y refinado, y consideraba su resultado como un remedio milagroso contra la peste y las epidemias.

Después de que Persia cediera ante la invasión árabe, el centro de los negocios del azúcar se desplazó hasta La Meca.

Durante las cruzadas, Occidente descubrió el azúcar, un producto con el que el sultán obtenía grandes ingresos.

Cultivada en España tras la invasión árabe, la caña de azúcar contaminó el Nuevo Mundo en seguida, cuando Cristóbal Colón, cediendo a las presiones de la reina Isabel, se llevó durante su segundo viaje algunas cañas de azúcar para plantarlas al otro lado del Atlántico.

Debido a que se creía que el azúcar era una especie dotada de virtudes medicinales, se entiende por qué su venta era exclusiva de los boticarios hasta el siglo XVIII.

Pero desde el siglo XV, el azúcar era apreciado también por sus virtudes culinarias. Los ingleses, grandes aficionados al azúcar, empezaron a incluirlo en gran parte de su alimentación.

Al ser un producto caro, resultaba prestigioso en los ambientes ricos para sustituir a la miel.

A finales del siglo XVI y principios del XVII, los primeros rumores de un discurso sacarófobo empezaron a oírse.

Se decía que era un medicamento inapropiado, contrario al equilibrio humoral. En dosis muy pequeñas se podía aceptar, pero más allá podría resultar peligroso para la salud.

También se responsabilizó al azúcar de provocar la tuberculosis y la gran peste de Londres en 1666.

La causa quedó definitivamente vista para sentencia, cuando el gran médico de la época Thomas Willis pronunció su veredicto: el azúcar era responsable de una nueva enfermedad, la diabetes.

Y sin embargo, a finales del siglo XVIII, el azúcar prosiguió alegremente su carrera económica. Hay que decir que la antigua especia oriental se había convertido en un producto colonial del cual la economía de la época obtuvo gran provecho.

A través del famoso tráfico triangular, la caña de azúcar se había convertido en un importante desafío económico, cuyas condiciones de desarrollo no eran en absoluto del gusto de los moralizadores.

Pero hay que decir que antes de la Revolución Francesa, el azúcar seguía siendo un producto de lujo, reservado a los pocos privilegiados que se lo podían permitir. Incluso los ricos tenían que moderar su consumo.

En aquella época el consumo era inferior a un kilo por habitante y por año.

Sin embargo, no deja de sorprender que un consumo tan moderado fuera objeto de semejante atención y de tantos comentarios. Pero el futuro del azúcar se decidió después de la Revolución Francesa, para la alegría de sus productores y desgracia de la humanidad.

El gran responsable del desarrollo de su consumo fue Napoleón.

En efecto, sabemos que tuvo problemas con los ingleses, lo cual dio lugar por parte de éstos al llamado bloqueo continental.

Francia se encontró de pronto privada de las importaciones coloniales de caña de azúcar, lo cual la llevó rápidamente a un estado de penuria.

La situación fue muy difícil para Napoleón, ya que él mismo era muy aficionado a los dulces.

Decidió entonces que había que encontrar un sustituto al azúcar de caña.

Hacía mucho tiempo que se sabía que se podía obtener una sustancia azucarada a partir de cierto tipo de remolacha, pero todavía no se había encontrado la forma de extraer un producto comestible a partir del líquido obtenido.

En 1812, Benjamin Dellesert estableció el procedimiento que le aseguraría al azúcar la carrera que le conocemos.

No solamente la remolacha tenía un rendimiento mayor que la caña de azúcar, sino que además, y ahí es donde se encuentra la diferencia, su precio de coste era especialmente bajo debido a que su producción tenía lugar en la propia metrópoli. El azúcar se ponía así al alcance de todos.

El gran científico Claude Bernard sin proponérselo le dio al azúcar un importante aval en 1863. En efecto, descubrió que la glucosa era el carburante del organismo, y que resultaba especialmente necesaria para el esfuerzo físico.

Esta observación fue suficiente para identificar el azúcar con sus propiedades pseudonutritivas.

El alimento, rechazado en el siglo XVIII, que tanto daño había hecho a la salud de los pocos privilegiados que tenían los medios para permitírselo, se encontraba de nuevo rehabilitado en el momento en que el conjunto de la población iba a poder utilizarlo.

En 1837 se decretó incluso que era el mejor alimento para el deportista.

Animado por todos estos discursos optimistas, el *lobby* azucarero reclamó una reforma fiscal para promocionar el consumo del azúcar y contribuir así a la «*mejora de la salud de la población*» tal y como ocurría, según se decía, en Inglaterra.

Pero el entusiasmo del siglo XIX no ha podido perpetuarse en el siglo XX, durante el cual una fuerte corriente sacarófoba se ha ido desarrollando.

En efecto, en Alemania empieza a preocupar seriamente su consumo creciente y sus consecuencias sobre la salud. En Estados Unidos, esta preocupación es más concreta: se responsabiliza al azúcar de los problemas intestinales de los niños. También los ingleses están convencidos de que el azúcar está en el origen de múltiples cefaleas. En cuanto a Francia, ha descubierto que entre la glucosa metabolizada por el organismo y la sacarosa, producto industrial refinado desprovisto de sales minerales, hay un mundo y que el gran Claude Bernard estaba totalmente equivocado.

La universidad se inquieta al comprobar que la progresión de la diabetes sigue la misma curva que la del consumo de azúcar, al cual se le achaca la obesidad.

Máximo exponente de los sacarófobos, el doctor Paul Carton denuncia, en 1923, al azúcar como una droga al comprobar la auténtica dependencia que provoca. Se trata según él de «un alimento industrial muerto» tan peligroso como el alcohol.

Desde el primer cuarto del siglo XX, la señal de alarma no ha dejado nunca de sonar desde todas las profesiones de la salud que han denunciado con vehemencia, cada vez que han tenido ocasión de hacerlo, los daños producidos por el azúcar y los peligros que entraña la generalización de su consumo.

Claude Fischler señala que de setenta y dos publicaciones francesas, analizadas en un período de diez años (1975-1985), cuarenta y ocho contenían artículos en los que se analizaba el azúcar de forma crítica.

No obstante este discurso inquietante, calificado de alarmista por parte de los eternos optimistas, siempre se ha topado con la oposición del *lobby* de los azucareros, cuyos mensajes publicitarios tienen una audacia y un talento proporcional a sus medios financieros.

Estos mensajes tienen una gran aceptación debido a que las restricciones de la posguerra siguen estando presentes en las mentes, incluso en la de aquellos que eran demasiado jóvenes para recordarlas. Prueba de ello es que cada vez que se oyen rumores de crisis, mucha gente se apresura a almacenar grandes cantidades de azúcar.

Por otra parte, resulta muy fácil ridiculizar las tesis científicas, por haber sido temas de eterna controversia a lo largo de la historia, y por basarse en algunos casos en creencias populares.

Por lo tanto, esta guerra mediática sólo puede sembrar la confusión en las mentes, al amplificar lo que puede, por interés, ser presentado como un mito. La Food & Drug Administration de Estados Unidos añadió confusión al asunto al decretar en 1986, y en contra de la opinión de la comunidad científica internacional, que a excepción de la caries, no existía ninguna contraindicación para el consumo de azúcar.

Sin embargo, si queremos realmente medir el impacto del azúcar sobre la salud, resulta indispensable conocer las estadísticas relativas a su consumo a lo largo de los dos últimos siglos.

En 1700, los cronistas creían que el mercado del azúcar ya estaba estabilizado, e incluso saturado. A lo largo de todo el siglo XVIII, el consumo varió muy poco ya que, como hemos visto, era un producto caro. En 1780 el consumo se situaba alrededor de 0,6 kg por habitante y año.

Un siglo más tarde, en 1880, el consumo había pasado a 8 kg, es decir se había multiplicado prácticamente por quince. Este *boom* se debió, como hemos visto, a la expansión del azúcar de remolacha. Después, el consumo se disparó: en 1900, 17 kg por habitante y año, en 1930, 30 kg, y en 1960, 40 kg.

Desde 1985, el consumo en Francia se ha estabilizado en 35 kg, en Gran Bretaña en 49 kg y en Estados Unidos en 63 kg.

En el siglo XV, antes del descubrimiento de América, se consideraba que el azúcar era una especia. Así que su consumo era próximo a cero. En tres siglos pasó de cero a algo más de medio kilo tras el formidable desarrollo del cultivo de la caña de azúcar en las colonias. Pero para entender la medida del fenómeno, hay que darse cuenta de que en menos de dos siglos, su consumo se ha multiplicado por 50 en Francia, y por 100 en Estados Unidos.

¡Jamás, en toda la historia de la humanidad, el hombre había experimentado una transformación tan radical de su alimentación en un lapso tan corto! Si estudiamos la historia de la alimentación del hombre desde hace tres millones de años, nos damos cuenta de que se ha transformado progresivamente siguiendo el ritmo de la evolución técnica, social, económica y psicológica de los pueblos. Primero llegó la era de la recolección y de la caza, luego la de la agricultura primitiva, la de la crianza, y sobre todo la del cultivo de los cereales. Todas estas transformaciones han tardado milenios en producirse, y por ello podemos considerar que el organismo humano tuvo en cada ocasión el tiempo suficiente para adaptarse a los nuevos modelos alimenticios.

El consumo del azúcar se ha desarrollado en menos de dos siglos, es decir en cinco o seis generaciones; por este motivo podemos pensar que el organismo no ha tenido la posibilidad de adaptarse al sobreconsumo súbito de este producto cuya consecuencia metabólica es la de un aumento anormal de la glucemia. Sabemos que la situación ha empeorado desde hace unos cincuenta años, a lo largo de los cuales otros alimentos hiperglucemiantes han venido a perturbar el equilibrio fisiológico del ser humano.

La súbita introducción del azúcar tuvo como consecuencia un aumento progresivo de los niveles de glucemia de nuestros antepasados y, en las mismas proporciones, un mayor esfuerzo para su pobre páncreas que no estaba preparado para ello.

Esto explica que al cabo de unas pocas generaciones, hayan aparecido nuevas enfermedades como el hiperinsulinismo, hoy en día considerado como el principal responsable de la diabetes y de la obesidad, y que está directamente implicado en el desarrollo de los riesgos cardiovasculares (hipertensión arterial, trigliceridemia...).

EL AZÚCAR OCULTO

El consumo de azúcar en Francia ha disminuido ligeramente desde 1960. Toda la gente que desde hace unos años, y por diferentes razones, ha reducido su consumo de azúcar al suprimirlo del café o del yogur, recurriendo o no a los edulcorantes, no deben de tener, a pesar de todo, muy buena conciencia.

Efectivamente, sólo han eliminado «la parte visible del iceberg». Hay que saber que hay dos tipos de azúcar: el azúcar consumido directamente y el que consumimos indirectamente, la mayoría de las veces sin saberlo; se trata del «azúcar oculto».

El azúcar oculto es el que consumimos sin darnos cuenta. Es utilizado en gran medida como excipiente en la industria alimentaria, pero también en la industria farmacéutica. Si adopta la costumbre de leer las etiquetas (se lo aconsejo vivamente), quedará estupefacto al comprobar que prácticamente la totalidad de productos alimenticios que han sido objeto de un acondicionamiento, y todavía más en caso de tratamiento industrial, contienen azúcar. Desgraciadamente, nunca sabemos en qué proporción, ya que no es obligatorio mencionarlo.

Así es como a medida que el consumo directo tiende a disminuir, el consumo indirecto está en plena expansión. En 1977, el consumo de azúcar oculto, contenido en las bebidas, golosinas, latas, medicamentos..., era del 58 %. En 1985 pasó al 65 %. En 1998 ya alcanzaba casi el 70 %.

Esta práctica industrial consistente en añadir sistemáticamente azúcar a los productos alimenticios, y responde a varias motivaciones. En la industria farmacéutica, el azúcar sirve esencialmente para que los medicamentos sean más agradables de tomar. La gente acepta curarse pero, eso sí, a condición de que el medicamento tenga buen sabor. Como la mayoría de los principios activos tienen sabores desagradables hay que edulcorarlos. Los estudios de marketing demostrarán sin problemas a los industriales que, aunque su producto sea mejor bajo cualquier punto de vista, será rechazado si al cliente no le gusta su sabor.

En la industria alimentaria se edulcora por tres razones. En primer lugar para ocultar el amargor, luego para disimular la acidez y mejorar la conservación, pero sobre todo para satisfacer el paladar del cliente. Como ya denunció el doctor Carton a principios de siglo, el consumo de azúcar se convierte, como si de una droga se tratara, en un auténtico hábito. El azúcar atrae al azúcar y los especialistas en mercadotecnia lo saben perfectamente, en especial aquéllos cuyos productos van dirigidos al mercado infantil.

Otra razón por la cual los industriales han tenido que aumentar las proporciones de azúcar en los productos alimenticios, y especialmente en las bebidas, se encuentra en la sistematización de la refrigeración. En efecto, el frío reduce el sabor dulce. Si usted pone una botella de Coca-Cola en un cubo de hielo para rebajar su temperatura hasta los 0 °C, su sabor le resultará casi amargo, cuando la misma bebida a temperatura ambiente tiene un gusto claramente almibarado.

La «sed de hoy en día», tal y como recuerda el anuncio de un famoso refresco americano, se reduce esencialmente a una sed de azúcar, con todos los inconvenientes que ya conocemos.

LA MIEL

Para acabar con el tema del azúcar hay que comentar algo sobre la miel, ya que cuando decimos que hace unos siglos el azúcar no existía, los eternos detractores responden que, a falta de azúcar, nuestros antepasados tomaban miel.

Esto es al mismo tiempo verdadero y falso. Verdadero porque la miel existe desde la noche de los tiempos y porque encontramos su huella en todas las civilizaciones. Pero es falso en el sentido que su consumo quedó siempre muy limitado, y en la mayoría de los casos quedaba reservado a unos pocos privilegiados.

La miel era un producto escaso y caro. Escaso porque los pueblos se conformaban en la mayoría de los casos con su existencia natural y la recolectaban en su forma silvestre. Cuando pasó a controlarse su producción, el importante trabajo que requería y su escaso rendimiento la convertían en un producto caro, de ahí el refrán: «La miel es una cosa; el precio de la miel, otra».

Por esa razón, a lo largo de los siglos, o bien se utilizó como moneda de cambio, o bien sufrió fuertes tasas, o bien quedaba reservada para las prácticas religiosas.

Más allá de su uso como medicamento (en efecto, tiene ciertas virtudes medicinales), la miel se utilizaba sobre todo para la preparación del alajú, ya que por su alto coste seguía reservada a los más ricos.

Sin embargo, resulta difícil indicar con precisión cómo era el consumo de la miel en el siglo XV antes de la llegada del azúcar. La mayoría de los observadores que han tratado el tema consideran que debía oscilar entre 500 g y 2 kg por habitante y año, nada comparable con el consumo actual de azúcar.

LOS EDULCORANTES SINTÉTICOS

Si consigue suprimir el azúcar molido y en terrones, ya habrá dado un gran paso.

Una de dos, o bien lo suprime, o bien lo sustituye por un edulcorante sintético.

Existen cuatro tipos principales de edulcorantes sintéticos. Todos ellos, salvo los polioles, tienen la propiedad de no presentar ningún poder energético. Así que no tienen valor nutritivo alguno.

La sacarina

Se trata del más antiguo de los sustitutivos del azúcar ya que fue descubierta en 1879. El organismo humano no la asimila en absoluto y su poder endulzante es 350 veces superior al de la sacarosa del azúcar.

Tiene la ventaja de ser muy estable en un medio ácido y de poder soportar una temperatura media. Fue el edulcorante sintético más vendido hasta la aparición del aspartamo.

Los ciclamatos

Son mucho menos conocidos que la sacarina, aunque su descubrimiento data de 1937. Sintetizados a partir del benceno, tienen un poder endulzante superior al de la sacarina y se les acusa a veces de dejar mal sabor de boca.

Sin embargo, tienen la ventaja de ser totalmente termoestables, es decir, resistentes a las temperaturas muy elevadas. El más utilizado es el ciclamato de sodio, pero también existe el ciclamato de calcio y el ácido ciclámico.

El aspartamo

Fue descubierto en 1965 en Chicago por James Schlatter, un investigador de los Laboratorios Searle.

El aspartamo es la asociación de dos aminoácidos naturales: el ácido aspártico y la fenilalanina.

Posee un poder edulcorante entre 180 y 200 veces superior al de la sacarosa. No deja un sabor de boca amargo y, a lo largo de los análisis gustativos, su sabor fue considerado muy satisfactorio.

Más de sesenta países lo utilizan en la elaboración de productos alimenticios y bebidas, y la legislación francesa permite su uso como aditivo alimentario.

Pero durante muchos años, los edulcorantes sintéticos han sido objeto de una enorme polémica.

Se sospechaba, que la sacarina podía ser cancerígena. Sin embargo, no parece presentar ningún tipo de toxicidad en pequeñas dosis diarias (sólo podría representar un peligro a partir de 2,5 mg por kilo, es decir entre 60 y 80 kg de azúcar para un adulto). Pero, así y todo, algunos países, como Canadá, han prohibido su uso.

Los ciclamatos también han sido durante mucho tiempo objeto de sospecha, e incluso quedaron prohibidos en Estados Unidos en 1969.

En cuanto al aspartamo, también fue objeto de las sospechas desde que apareció, pero todos los estudios realizados han demostrado que carecía de toxicidad, incluso en dosis elevadas, tal y como la FDA (Food & Drug Administration) reconoció oficialmente en EE.UU.

Se presenta bajo dos formas:

- en comprimidos que se disuelven rápidamente en bebidas calientes y frías
- en polvo, especialmente recomendado para los postres y los preparados culinarios. En comprimido tiene el poder edulcorante de un terrón de azúcar de 5 g e incluye 0,07 g de glúcidos asimilables. En polvo, una cucharadita de café tiene el poder edulcorante de una cucharada de azúcar molido y contiene 0,5 g de glúcidos asimilables. En 1980, la dosis diaria máxima admisible recomendada por la OMS (Organización Mundial de la Salud) era de 2 comprimidos diarios por kilo, lo cual significa que una persona de 60 kilos puede consumir hasta 120 unidades diarias sin que se observe, a largo término, ninguna toxicidad del producto. Esta dosis fue confirmada en 1984 y 1987 por el Comité Científico de la Alimentación Humana de la CEE.

Pero, aun con todo, ¡cuidado con los edulcorantes! Aunque estemos seguros de que no presentan ninguna toxicidad, podrían, a la larga, perturbar el metabolismo. Efectivamente, cuando el organismo percibe un gusto azucarado, se prepara para la digestión de los glúcidos pero sus expectativas no se ven satisfechas.

Así pues, cuando se produce una ingestión de edulcorante durante el día, todo consumo de glúcidos reales en otro momento de estas 24 horas puede provocar en algunas personas una hiperglucemia anormal, seguida de una hipoglucemia reactiva. Estas observaciones pueden ser interpretadas según la suposición siguiente: «frustrado» por la ingestión de edulcorantes, el organismo recupera más tarde el terreno perdido en presencia de los glúcidos «reales» y facilita al máximo su absorción intestinal. Esta mejora del coeficiente de utilización digestiva de los glúcidos provoca una hiperglucemia (más elevada que la que normalmente encontramos con el glúcido considerado) que desemboca, tras el hiperinsulinismo provocado, en una hipoglucemia. Pero como el hiperinsulinismo es factor de almacenamiento graso, y la hipoglucemia provoca un regreso precoz de la sensación de hambre, hay que preguntarse si la ingestión de edulcorantes no favorece indirectamente el aumento de peso.

De hecho, hay que plantearse el problema de la finalidad del sabor azucarado: si bien es cierto que es innato, o por lo menos adquirido muy pronto, durante el embarazo mismo, y a menudo se mantiene y se acentúa a muy corta edad con la complicidad de los padres, ya que las golosinas y lo «dulce» son sinónimos de cariño y de recompensa.

Por ello, hay que tratar desde la niñez de no favorecer a ultranza este amor por lo azucarado, y saber recobrar los otros sabores fundamentales como son el sabor ácido y el amargo.

Para el niño o el adolescente «intoxicado» con azúcar, las bebidas con edulcorantes pueden ser un puente entre las refrescos gaseosos y el agua. En efecto, hay que tener claro que el agua es la única bebida que un niño debe tomar durante el almuerzo y la cena. Durante la merienda, un zumo de fruta fresca o un vaso de leche resultan mucho más convenientes que un refresco gaseoso.

En realidad, a largo término, conviene refrenar nuestro gusto por el azúcar. Sin embargo, los edulcorantes tienen precisamente el efecto contrario, ya que lo alimentan.

Por lo tanto, desconfiemos de estos «cebos alimenticios».

Sobre todo porque la industria agroalimentaria nos ofrecerá muy pronto proteínas con sabor a lípidos para sustituir las grasas de la alimentación.

¡Frente a estos falsos mensajes, nuestro cuerpo no sabrá a qué sabor encomendarse!

Así pues, el uso de edulcorantes sólo deberá ser transitorio, ya que lo ideal sería olvidarse poco a poco del sabor del azúcar.

Los polioles

Dentro de la gama de los «azúcares falsos» también han aparecido los polioles o edulcorantes de masa que aportan el volumen de complemento durante la preparación de algunos productos (chocolate, chicles y caramelos), ya que los edulcorantes dan un sabor azucarado con tan sólo unos pocos miligramos de producto.

Desgraciadamente, la única ventaja de los polioles respecto al azúcar es que no provocan caries. En efecto, tienen prácticamente el mismo valor energético que el azúcar, ya que liberan en el colon unos ácidos grasos que quedan reabsorbidos. Sin embargo, su índice glucémico es inferior, y se sitúa entre 25 y 65. Pero pueden, en dosis importantes, provocar aerofagias y diarreas debido a la fermentación cólica.

Es decir, que contrariamente a lo que se nos ha dicho demasiadas veces, distan mucho de ser la solución ideal para evitar el aumento de peso.

La indicación «sin azúcar» oculta a menudo la presencia de estos polioles: sorbitol, manitol, xilitol, maltitol, lactitol, licasina, polidextrosa, etc.

La fructosa

La fructosa presenta ventajas respecto a los edulcorantes anteriores. La primera es que no se trata de un edulcorante sintético con las desventajas que ello supone, como acabamos de ver, ya que pertenece a la categoría de los «azúcares naturales». La segunda es que su índice glucémico es bajo (IG: 20), lo cual se corresponde con nuestra meta. Y finalmente, tiene una densidad casi equivalente al azúcar sacarosa, lo que permite su fácil uso en pastelería.

Sin embargo, los obesos y los diabéticos deben consumirla con moderación, pues se ha demostrado que una dosis elevada puede provocar un aumento de la tasa de triglicéridos en las personas especialmente sensibles.

X

¿CÓMO ALIMENTAR A LOS NIÑOS PARA EVITAR QUE SE CONVIERTAN EN ADULTOS OBESOS?

La alimentación de un niño pequeño, especialmente cuando todavía es un recién nacido, sigue siendo el problema que más preocupa a las madres. Durante los primeros meses de la vida de un niño, su manera de aceptar la comida condicionará su estado de salud, e incluso sus posibilidades de supervivencia.

Si aparece un problema durante este período (falta de apetito, vómitos, diarreas, alergias, etc.), el especialista consultado, al analizar la situación, lo relacionará con la alimentación del bebé y tratará de ajustar ésta en consecuencia.

Los médicos saben perfectamente que, para un niño de corta edad los problemas de salud siempre tienen su origen en la alimentación. Al realizar un cambio y un ajuste de la alimentación, tendrán muchas más posibilidades de encontrar una solución eficaz que si recetaran algún medicamento.

En cambio, cuando el niño ya tiene más edad, y en especial cuando ya se alimenta «normalmente», es decir, más o menos como un adulto, comiendo de todo o casi, ni a los padres ni a los médicos se les ocurre buscar la causa en su alimentación cuando se pone enfermo.

Es una auténtica lástima, ya que la mayoría de los problemas de salud podrían resolverse así.

La aparición de la enfermedad en un niño, al igual que en cualquier individuo, es en primer lugar una señal de debilidad física.

Normalmente, el organismo humano está dotado de un sistema de defensa natural frente a todas las agresiones microbianas de su entorno. Se dice de un niño de corta edad, que se lleva todo a la boca, que está «inmunizado contra los microbios», dando a entender que dispone de un sistema de defensas para prevenirlo frente a las agresiones microbianas.

Pero el recién nacido no tiene la exclusiva de estas defensas inmunitarias; el niño, al crecer (así como el adulto), conserva esta propiedad, y su organismo la utiliza a cada momento para permitirle sobrevivir en el entorno microbiano que le rodea.

Sin embargo, cuando el organismo se debilita, sus defensas naturales se vuelven menos eficaces y por lo tanto más vulnerables.

Muchas enfermedades se deben a un debilitamiento pasajero del organismo que, en la mayoría de los casos, tiene como origen un problema alimenticio.

Por esa razón, la alimentación de los niños debe seguir siendo la preocupación de los padres.

Desgraciadamente, la alimentación de los niños en los países industriales es suficiente en cuanto a cantidad, pero cada vez menos en cuanto a calidad.

UNA CALIDAD ALIMENTICIA DEPLORABLE

Al comentar la forma en que se alimenta a los niños hoy en día, no puedo dejar de pensar en la forma en que alimentamos a los animales domésticos.

Hace unos años, «se hacía la sopa del perro» o «la comida del gato». Ahora, simplemente abrimos una lata. ¡Es tan práctico!

Nos encanta tener animales a condición de no tener que ocuparnos de ellos.

He aquí un nuevo ejemplo de una característica fundamental de nuestra época. Queremos todas las ventajas, pero ninguno de los inconvenientes.

En otras palabras, y utilizando un antiguo refrán, «no se puede estar en misa y repicando».

Todas las mujeres aspiran a tener niños, es lo más normal del mundo. Pero en nuestra época, aceptamos tener niños si no debemos ocuparnos demasiado de ellos.

Para responder a esta tendencia, ha sido necesario organizar una especie de cría industrial de nuestros encantadores chiquillos, a través de las guarderías o la custodia de los «canguros». Y, al igual que para los animales, ha sido necesario encontrar soluciones prácticas, industriales para alimentar con facilidad a estos críos. Ahora ya basta con abrir una lata o un «potito».

Pero tranquilícese, no soy tan arcaico como para rechazar todas las latas de conserva, ya que algunas son aceptables, pero me indigna su generalización porque, por definición, la alimentación industrial es pobre en el plano nutritivo.

Así que éstos son los principios que le recomiendo en lo relativo a la alimentación de sus hijos, con el objetivo principal de asegurarles una buena salud como consecuencia natural de una alimentación sana.

LOS ALIMENTOS MÁS PELIGROSOS

El pan

Al igual que los adultos, los niños no deberían comer pan «blanco», es decir pan ordinario elaborado con harinas refinadas. Ya les he indicado, por otra parte, que las sales minerales, y en particular el magnesio, desaparecen durante el refinado.

Este procedimiento también destruye la vitamina B1 y esta vitamina es indispensable para la metabolización de los glúcidos. Una carencia de vitamina B1 implica en consecuencia un riesgo suplementario de trastornos digestivos y de fatiga.

El pan completo o integral, contrariamente a lo que algunos han dicho, no es «descalcificante» aunque carezca de levadura. Incluso contiene numerosas sales minerales y, de todos modos, va acompañado, en el caso del niño, de una alimentación rica en productos lácteos y por lo tanto en calcio.

Las féculas

Si el niño tiene una constitución normal, lo cual podría inducir a pensar que tolera bien los glúcidos, no hay razón para privarlo de féculas. Pero esto no significa que los glúcidos «malos», como suele ocurrir demasiado a menudo, deban ser la base de su alimentación.

Recurrir sistemáticamente a los glúcidos que tienen un índice glucémico elevado, y sobre todo a las patatas bajo todas sus formas, y principalmente la peor de éstas, las patatas fritas, suele ser la mayoría de las veces la consecuencia de falta de imaginación. En realidad, se puede variar los platos sin tener que gastar más dinero. Vuelva a leer las tablas del capítulo IV y verá que existe una gran cantidad de verduras en las que nunca piensa.

Resulta absolutamente necesario enseñar a los niños a comer otras cosas que no sean glúcidos «malos». Efectivamente, aunque parezca que pueden tolerarlos a su edad, ya no pasará lo mismo cuando hayan dejado de crecer. En consecuencia, hay que procurar que aprecien otras cosas, y especialmente las otras verduras y leguminosas de las que ya hemos hablado.

En cuanto a la pasta, no es necesario darles pasta integral. Será mejor que opte por los espaguetis o los tallarines y cocidos sólo lo necesario, lo cual permite, como ya hemos visto en los capítulos anteriores, mantener el índice glucémico relativamente bajo. Evite la pasta elaborada con harinas de trigo tierno (como las que hay en el norte de Europa), así como los raviolis o los macarrones que no estén pastificados.

Tampoco es necesario darles arroz integral. En cambio, conviene optar por arroces cuyo índice glucémico sea el más bajo, como el arroz Basmati. Acostúmbrese también a acompañar el arroz con verduras (tomate, calabacín, berenjena, guisantes, col...) como se hace en Asia. En la India incluso se come el arroz con lentejas, lo cual resulta perfecto.

La fruta

El organismo de los niños tiene recursos que el adulto perdió hace mucho tiempo. Por esa razón puede soportar, sin demasiados problemas aparentes, las mezclas alimenticias que incluyen frutas.

Así pues, en el caso de los niños, podremos mantener eventualmente el consumo de una fruta después de la comida.

En cambio, en cuanto hayamos detectado algún tipo de fragilidad digestiva (aerofagia, dolor de estómago, gases), será conveniente suprimir la fruta durante la comida. Al igual que para el adulto, la fruta deberá consumirse en ayunas, y principalmente por la mañana al despertarse, por la noche antes de acostarse, o bien en el momento de la merienda.

Las bebidas

El agua es, y sigue siendo, la única bebida conveniente para los niños. Todo lo que se asemeje, aunque remotamente, a las bebidas gaseosas, zumos de fruta con extractos, refrescos o bebidas con cola, deberá de modo tajante suprimirse, pues constituyen un auténtico veneno para el niño.

Excepcionalmente, durante la celebración de un cumpleaños o una fiesta familiar, podrá dejar que su hijo beba un poco, pero tiene que tener claro que le perjudica tanto como si bebiera alcohol. En cuanto a las bebidas con cola, incluso podemos afirmar que es lo peor que hay para la salud de los niños, debido a la tasa de ácido fosfórico que contienen (además del azúcar y de la cafeína), lo cual constituye una desventaja potencial muy seria para la formación ósea del niño.

Los jarabes diluidos en agua también son desaconsejables, ya que contienen una concentración de azúcar excesiva. Por lo tanto, acostumbran al niño al sabor azucarado, desarrollando en él una auténtica dependencia. Los niños podrán tomar zumos de fruta fresca exprimidos inmediatamente antes de su consumo (para no perder sus vitaminas).

En cuanto a la leche, se puede tomar durante las comidas, como es costumbre en algunos países anglosajones, pero es mejor optar por la leche semidesnatada, debido a las grasas «malas» que contiene la leche entera. Sin embargo, esta práctica no debería ser sistemática más allá de la pubertad.

El azúcar y las golosinas

Sin llegar a prohibir totalmente el azúcar a los niños, aunque, por supuesto, sería lo más razonable, sí que recomiendo un gran rigor en su consumo.

Aparte del azúcar que ponen en su desayuno, en el queso batido o en el yogur, o el que contienen los postres (dulces, pasteles, helados), que ya es mucho, no deje que los niños coman azúcar sea cual sea su forma.

Hay que evitar, sin llegar a prohibir, todas las golosinas, los caramelos, membrillos y las «barras caramelizadas cubiertas de chocolate» (éstas últimas contienen casi un 80 % de azúcar).

Vuelva a leer, en caso necesario, el capítulo dedicado a este tema (capítulo IX) para quedar convencido para siempre de que si el azúcar es un auténtico veneno, lo es en primer lugar para los niños.

Por otra parte, es importante acostumbrar a los jóvenes para que no se conviertan en adictos al sabor azucarado. Es algo necesario para su salud inmediata e indispensable para su salud futura.

Sin embargo, sé lo difícil que resulta forzar a los niños a comportarse como consumidores marginales, cuando viven en un entorno lleno de tentaciones permanentes. Pero no es una razón suficiente para abdicar y considerar que no hay nada que hacer.

En cualquier caso, lo que sí podemos hacer es establecer un control riguroso en casa, y sobre todo procurar que los niños, desde el principio, no se acostumbren al sabor azucarado para evitar que, a la larga, se conviertan en esclavos de este sabor.

Por esa razón, recomiendo (en contra de la opinión de algunos médicos) que no se dé agua con azúcar a los bebés. Es perfectamente posible acostumbrarlos al agua pura.

En caso de que sus hijos reciban regalos en forma de golosinas (bolsas de bombones, caramelos, etc.), haga lo posible para que desaparezcan lo antes posible.

Por otra parte, aunque el consumo de golosinas sea escaso, hay que prohibir imperativamente que se ingieran antes de las comidas. En ese caso, el azúcar no solamente les corta el apetito, sino que además contribuye a perturbar la glucemia al hacerla aumentar de forma anormal al comienzo de la comida.

Finalmente, hay que recordar una vez más que el consumo de azúcar provoca un déficit de vitamina B_1. Como ya hemos indicado, esta vitamina es indispensable para la metabolización de los glúcidos. Por lo tanto, una carencia de vitamina B_1 obliga al organismo a recurrir a sus reservas, creándose así un déficit, cuyas consecuencias son *el cansancio, dificultades en la concentración, la atención, la memoria*, e incluso cierta forma de depresión. Por eso, resulta evidente que el trabajo escolar del niño se resentirá gravemente.

¿DEBEMOS TAMBIÉN SUSTITUIR EL AZÚCAR POR EDULCORANTES EN EL CASO DE LOS NIÑOS?

Si aconsejamos a un adulto que sustituya a veces el azúcar por un edulcorante sintético, ¿por qué no hacer lo mismo con los niños? Es, en efecto, una buena pregunta.

También puede ser un buen recurso en caso de que el niño esté demasiado gordo para su edad.

En cambio, si el niño tiene una constitución normal, no hay razón para suprimir categóricamente los pocos terrones de azúcar que pone en su desayuno, o la cucharada de azúcar molido en el yogur.[1]

Lo que sí puede hacer para limitar el consumo diario (y esta recomendación es válida para toda la familia), es preparar los postres con edulcorantes o fructosa.

Dicho esto, veamos ahora cómo podemos organizar las cuatro comidas de sus hijos.

LAS COMIDAS

Los objetivos que debemos fijarnos al preparar las comidas de los niños son los siguientes:

Evitar la sobrecarga de alimentación de glúcidos «malos» para no estimular de forma anormal la secreción de insulina. En efecto, se corre el riesgo de convertir al niño en un futuro hiperinsulínico, lo cual es una puerta abierta al aumento de peso, a la diabetes y a las afecciones cardiovasculares.

En materia de alimentación, todo el mundo le dirá con la mayor convicción, pues *a priori* así lo recomienda el sentido común, que hay que elaborar «comidas equilibradas». Generalmente, se entiende que una comida equilibrada es la que contiene conjuntamente proteínas, glúcidos y lípidos.

¡Cierto! Pero se trata de saber lo que ponemos detrás de cada una de estas secciones.

Es verdad, hay que comer proteínas, glúcidos, lípidos y fibras para asegurar un consumo de todas las sustancias que necesita el organismo, lo cual es aún más recomendable para los niños, cuyo cuerpo está en plena época de crecimiento.

En cambio, se comete habitualmente el error, incluso por parte del cuerpo médico, de creer que este equilibrio alimenticio debe lograrse a lo largo de la misma comida.

Cuando se habla de comida equilibrada, habría que mencionar que *este equilibrio debe lograrse a lo largo del día, es decir a lo largo de varias comidas, y no en una sola.* Ahí radica toda la diferencia.

1. También puede sustituir el azúcar blanco (sacarosa) por fructosa, que podemos encontrar en muchas tiendas, y cuyo índice glucémico es mucho más bajo.

El desayuno

Los anglosajones tienen razón al considerar que el desayuno debe ser la comida más importante de todo el día, especialmente en el caso de los niños. Pero queda por determinar cuál es su composición ideal.

Mi recomendación es que en el desayuno de los niños tiene que haber un predominio de *glúcidos buenos.*

El desayuno podrá estar compuesto por:

- pan, preferentemente integral, con algo de mantequilla
- cereales (si es posible sin refinar, evite los copos de maíz y todos aquellos que contengan arroz inflado, maíz, azúcar, miel o caramelo)
- fruta fresca
- mermelada de fruta *light* o, mejor aún, sin azúcar añadido en absoluto
- productos lácteos (leche, yogur).

Desaconsejo la miel para los niños que ya están en el límite de su peso, ya que la concentración en azúcar con IG elevado (aunque natural en el caso de la miel) es mucho más importante.

Los demás podrán consumir miel con moderación.

El almuerzo

El almuerzo deberá poner el acento en las *proteínas.* Por lo tanto, deberá incluir a la fuerza carne o pescado.

Pero habrá que evitar acompañar sistemáticamente la carne y el pescado de glúcidos con índices glucémicos elevados, como sucede habitualmente. Por esa razón, convendrá evitar las patatas fritas, las patatas al horno (IG: 95) e incluso el puré (IG: 90). Sin embargo, se aceptará el consumo de patatas hervidas y con piel.

Las verduras y legumbres como guarnición deberán seleccionarse entre las que tienen un índice glucémico bajo (judías, lentejas, guisantes, garbanzos, boniatos...) o incluso medio (arroz Basmati, sémola...).

Teniendo en cuenta su bajo índice en glúcidos, las zanahorias cocidas no deberán restringirse para los niños.

Sin embargo, acostúmbrese también a servir como guarnición (además de las anteriores) verduras que contengan fibras (judías verdes, coliflor, champiñones).

Procure que sus hijos no coman siempre lo mismo, tienen que acostumbrarse a una alimentación variada.

Desgraciadamente, si el niño está en edad escolar, quizás tenga que comer fuera de casa al mediodía, y muy probablemente en un comedor escolar. Los padres perderán entonces el control de su alimentación. Pero mientras el niño no esté «demasiado gordo», la situación no llegará a ser dramática. Bastará con llevar a cabo un ajuste durante la cena.

La merienda

Para todo el mundo en general, y para los niños en particular, más vale aumentar el número de comidas que reducirlo. Al igual que el desayuno, la merienda será fundamentalmente rica en glúcidos.

Si se come pan, que sea integral o elaborado a base de harinas no refinadas. Se podrá untar el pan con mantequilla.

Finalmente, podremos darle chocolate al niño, a condición de escoger un chocolate de buena calidad con una elevada tasa de cacao (un mínimo de 70 %).

La cena

En la cena del niño podrá predominar, al igual que en el almuerzo, la carne, el pescado o los huevos, o bien un glúcido «bueno» que constituya un plato por sí mismo: lentejas, arroz Basmati, pastas.

Pero, sea cual sea la opción, el primer plato de la cena debería ser una sopa espesa de verdura (puerros, tomates, apio, etc.).

En general, los niños no comen bastante verdura, a pesar de que contiene fibras alimenticias indispensables para un funcionamiento correcto del tránsito intestinal y a pesar de su riqueza en vitaminas, sales minerales y oligoelementos. La mejor manera de que coman verdura es sirviéndoles una buena sopa.

También hay otra categoría de platos que convienen perfectamente a los niños y que les gusta mucho: son las verduras rellenas, tales como tomates, berenjenas, calabacines, alcachofas o coles.

Se trata efectivamente de una forma muy sencilla de cocinar verduras ricas en fibras, lo cual permite ampliar la selección respecto a las sempiternas pastas, el arroz y las patatas.

Con la cena, déles de postre a los niños productos lácteos ligeros, elaborados con leche semidesnatada, tales como: flan natural, flan con caramelo, ligeramente azucarados, o bien preparados con fructosa o un edulcorante sintético. Pero también pueden acabar la comida con un yogur natural al que se añadirá un poco de mermelada de fruta sin azúcar.

Y, de vez en cuando, podrán evidentemente comer un pastel clásico según las circunstancias.

En cualquier caso, sí que hay un tipo de comida que le aconsejo excluir de su hogar: las hamburguesas y los perritos calientes. No puede impedir que a su hijo le gusten las hamburguesas, al igual que le gustan las bebidas gaseosas hechas con extractos de fruta o a base de cola. Sin embargo, no es una razón suficiente para servírselas en casa. Este tipo de alimentación está totalmente contraindicado para la salud porque incluye una cantidad demasiado elevada de glúcidos «malos» y un exceso de grasas saturadas nocivas.

Así que, será mejor que reserve este tipo de alimentos para las ocasiones en que constituya un medio de alimentación práctico, por ejemplo cuando se encuentra fuera de su domicilio. Los norteamericanos inventaron los perritos calientes y las hamburguesas para permitir una alimentación rápida, tanto en el lugar de trabajo en caso de jornada continua, como durante los desplazamientos, siempre largos, en un país tan grande como los Estados Unidos.

Comer un perrito caliente o una hamburguesa en casa es tan ridículo como poner un saco de dormir sobre una cama con baldaquín, sobre todo porque es un peligro para la salud.

Trate de evitar caer en ese extremo por simple facilidad, algo que desgraciadamente, es el caso de la mayoría de la gente en muchos países civilizados, en los que algunos niños ni siquiera saben lo que es una comida normal.

Procure llevar a sus hijos a los tristemente famosos *fast food* sólo en ocasiones excepcionales, si eso les divierte, si no puede perder tiempo o si está de viaje, pero no tiene que ser una costumbre. Para gratificar a un niño, sería mucho más inteligente llevarle a un restaurante gastronómico para darle el gusto de la «gran cocina».

En cambio, es perfectamente posible preparar cosas en casa que se asemejen, a los ojos de los niños, a algunos platos de los *fast food*.

Por ejemplo, podrá preparar una pizza si usted mismo elabora la pasta con harina integral, por ejemplo con harina de trigo sarraceno. También podrá prepararles creps, siempre que utilice trigo negro (sarraceno) de harina.

Si, por razones prácticas, debe prepararles bocadillos, evite las rebanadas de pan de molde y la mantequilla de cacahuete con azúcar. Será mejor que opte por pan integral con jamón (lo menos graso posible), queso, pescado (salmón ahumado) y algunas hojas de verdura (ensalada, tomate...).

LOS CASOS PARTICULARES

Los niños demasiado gordos

Algunos niños acusan muy pronto el exceso de kilos sin que sus padres se preocupen por ello con la seriedad suficiente para consultar a un médico.

Si deciden hacerlo, es muy probable que el médico les diga que con unos pocos kilos de más, el niño tampoco es completamente obeso. Por otra parte, indicará, con razón, que no es sensato plantearse un régimen bajo en calorías para un niño en pleno crecimiento. En nueve de cada diez casos, se limitará a tranquilizar a los padres diciéndoles que, cuando el niño haya crecido, especialmente en el momento de la adolescencia, debería recuperar un peso normal para su edad. Sin embargo, hay que saber que el exceso de peso en el niño, es siempre indicio evidente de un trastorno del metabolismo.

Por siempre, tómese en serio el exceso de peso de su hijo ya que, si se examina el problema a tiempo, será muy fácil restablecer el equilibrio.

En el caso de un niño, igual que en el de un adulto, el exceso de grasas de reserva indica una mala tolerancia a la glucosa. Será necesario aplicar los principios alimentarios enunciados en el capítulo IV del Método. Se tratará esencialmente de suprimir en su alimentación todos los glúcidos que tengan un IG superior a 50. Si, excepcionalmente, consume un glúcido «malo», será conveniente compensar automáticamente el aumento potencial de la glucemia añadiendo un glúcido con un índice glucémico muy bajo.

Cuando el niño haya recuperado el peso normal, será posible, igual que en el caso de un adulto, reintegrar progresivamente algunos glúcidos «malos» de índice glucémico elevado, que constituirán en cualquier caso unas desviaciones que habrá que administrar.

En verdad que durante la pubertad, algunos chicos demasiado gordos pierden progresivamente su exceso de peso aunque no cambien su régimen alimenticio.

Durante esa época de su vida, el adolescente experimenta una transformación física que da lugar a un consumo energético muy importante. Y además, suele ser un período de intensa actividad física.

Hay que fomentar la práctica del deporte, entre otras cosas porque previene la aparición de la obesidad y contribuye a disminuirla. Se ha demostrado que, en el caso de los niños, el exceso de peso es proporcional al número de horas pasadas frente al televisor (ya que ésto favorece el sedentarismo y el picoteo, y promociona productos poco dietéticos).

También hay que considerar el hecho de que el adolescente que de niño era demasiado gordo es un firme candidato al exceso de peso cuando alcance la edad adulta.

Con las chicas, suele ocurrir lo contrario. El riesgo de ganar kilos aparece más bien durante la pubertad, cuando van adquiriendo el cuerpo de una mujer.

En efecto, el organismo de la mujer es muy sensible, y cualquier variación del sistema hormonal (durante la pubertad, el embarazo o la menopausia) es un factor de riesgo para el equilibrio del metabolismo.

Las chicas jóvenes y las mujeres lo saben perfectamente pero, en su afán de conservar la «línea», adoptan por desgracia regímenes alimenticios con los que se mueren de hambre y que les conducen invariablemente a la depresión o a la alternancia entre anorexia y bulimia.

Las chicas jóvenes, que tienen tendencia a engordar durante la pubertad, podrán, sin ninguna contraindicación, adoptar los principios alimenticios de este libro. No solamente podrán conservar la «línea», sino que además descubrirán una nueva vitalidad que les será muy útil a la hora de «conquistar» el mundo.

El niño cansado

¿No le sorprende ver que, hoy en día, hay cada vez más niños y adolescentes cansados, linfáticos y que arrastran sus pies de la cama al sillón?

Recuerde que un exceso de glúcidos «malos» durante el desayuno favorece la aparición de una hipoglucemia hacia las 11 de la mañana, con somnolencia, falta de concentración, bostezos, apatía o agresividad, signos que suelen observar con frecuencia los profesores en sus clases durante las últimas horas de la mañana.

Este fenómeno corre el riesgo de repetirse a lo largo del día si, durante el almuerzo del mediodía, el niño abusa del consumo de patatas fritas, pan blanco y bebidas azucaradas.

La merienda, sin hablar del picoteo, a base de azúcares combinados con grasas (pan con chocolate, cruasán) acentuará todavía más el fenómeno.

Luego, una vez el niño haya vuelto a casa, se instalará con demasiada frecuencia frente al televisor que (como han demostrado numerosos estudios) es una fuente de picoteo e incita a estas jóvenes mentes maleables a consumir golosinas y galletas. Sin duda, ir a un estadio les resultaría más beneficioso que ese «deporte de salón».

La falta de diversidad precoz en la alimentación conduce muy a menudo a provocar en el niño un rechazo hacia alimentos ricos en fibras (fruta, verdura, leguminosas), que además tienen muchas vitaminas, sales minerales y oligoelementos. Todas estas carencias son un factor añadido de astenia.

XI

ALIMENTACIÓN Y DEPORTE

Si la casualidad le lleva a pasearse por las calles de Nueva York antes de que aparezcan los primeros rayos del amanecer, seguro que se cruzará con unos cuantos norteamericanos que sudan sangre y tinta en chándal desde las cinco de la mañana.

A pesar de que sus pulmones activos deben soportar una contaminación extrema, estos deportistas tan madrugadores se sacrifican en un ritual que ya forma parte del manual del perfecto ciudadano norteamericano.

A excepción de unos pocos maratonianos de opereta, la mayor parte de este batallón de galgos matutinos está en efecto formado por individuos que piensan que tan sólo un enorme esfuerzo físico es capaz de asegurarles un estado de forma de ensueño, y sobre todo de librarles de convertirse en gordinflones que ya son mayoría entre sus compatriotas.

De hecho, toda Norteamérica lleva años poniéndose a tono y, a pesar del permanente aumento del peso medio del ciudadano, su población sigue estando convencida de que la mejor manera de adelgazar consiste en limitar las calorías por un lado y gastar muchas por otro.

Algo más razonables, los parisinos se conforman con unas cuantas vueltas al lago del bosque de Boulogne, el sábado por la mañana. Este recorrido es una ocasión para oxigenarse una vez por semana y recuperar unas fuerzas que, de hecho, quizás no hayan perdido.

En 1989, un sondeo efectuado por un gran semanario francés indicaba que un 66 % de nuestros vecinos piensa que la mejor manera de adelgazar es practicando deporte.

Se trata de un prejuicio muy sorprendente, ya que la mayoría de los que lo han intentado rara vez han conseguido perder peso. En efecto, pretender perder peso moviendo el esqueleto pero sin cambiar de hábitos alimenticios es una ilusión.

Sin embargo, no se puede negar que el deporte aumenta los gastos energéticos, pero es un gasto mucho menor de lo que imaginamos.

Deporte efectuado de forma continua	*Tiempo necesario para perder 1 kg de grasa practicando deporte*	
	Hombres (horas)	*Mujeres (horas)*
Marcha normal	138	242
Marcha rápida	63	96
Golf	36	47
Bicicleta	30	38
Natación relajada	17	21
Footing	14	18
Tenis	13	16
Squash	8	11

Fuente: Dr. De Mondenard

Las investigaciones del doctor De Mondenard demuestran, en efecto, que para perder un kilo de grasa realizando una actividad física, conviene dedicarle varias horas.

Se ha podido demostrar así que una persona que desea perder cinco kilos en cuatro meses, con la sola práctica del deporte, debería hacer hora y media de footing cinco días por semana.

La resistencia es lo que da resultados

Lo que deben saber todos los candidatos al ejercicio físico es que lo que permite obtener resultados, en la pérdida de peso, es prolongar el esfuerzo más allá de cierto umbral. Por esa razón, una hora de esfuerzo muscular continuo será mucho más eficaz que tres veces 30 minutos a lo largo del día.

Cuando descansa, el organismo utiliza los ácidos grasos que circulan por la sangre como carburante, así como el ATP de los músculos.

En cuanto se pone en marcha un esfuerzo físico intenso, el organismo «chupará» del glucógeno muscular, que se agotaría en 20 minutos si sólo contáramos con él.

A partir de 25 minutos de esfuerzo, la mitad de la energía gastada procederá del glucógeno, y la otra mitad de la transformación de las grasas de reserva (lipolisis).

Después de 40 minutos de esfuerzo, las grasas serán utilizadas mayoritariamente para proteger el glucógeno restante. Por lo tanto, sólo a partir de un esfuerzo continuo de resistencia de 40 minutos, y con una intensidad submáxima, podremos empezar a beber de las grasas de reserva.

En el hipotético caso de que hagamos tres veces 20 minutos de deporte relajado a lo largo del día, comprendemos entonces que, teniendo en cuenta que el glucógeno es la fuente de carburante, éste último tiene en cada ocasión tiempo suficiente para reconstituirse, al tomar su energía directamente de la alimentación.

Así pues, para obtener buenos resultados, hay que practicar un deporte de resistencia (bicicleta, *footing*, natación...), un mínimo de tres veces por semana y manteniendo un ejercicio constante durante por lo menos 40 minutos. Una interrupción de tres días anularía todos los esfuerzos obtenidos anteriormente.

Por otra parte, es importante que el deportista adopte una alimentación conforme a los principios expuestos en este libro, especialmente en lo relativo a la eliminación de todo riesgo de hipoglucemia.[1]

Sin embargo, es necesario ponerse en marcha de forma progresiva, evitando prolongar de golpe la duración del esfuerzo sin entrenamiento. El organismo necesita acostumbrarse, a través de niveles sucesivos, para modificar sus funcionamientos fisiológicos.

El deporte puede ser beneficioso

En efecto, el deporte puede resultar beneficioso si se practica de forma inteligente, y con la finalidad principal de permitir una buena higiene de vida y una mejor oxigenación.

1. La alimentación del deportista de alto nivel es mucho más compleja y requiere otras normas nutritivas propias para cada especialidad, que son demasiado específicas para comentarlas en este libro.

De hecho, casi podríamos afirmar que el cuerpo humano (así como cada una de sus funciones) «sólo se desgasta si no lo utilizamos».

En consecuencia, el ejercicio físico es una forma de regeneración permanente que permite, entre otras cosas, luchar contra el envejecimiento al mejorar el funcionamiento cardíaco y pulmonar.

Aunque el peso se mantenga estable, el músculo, al trabajar, sustituye progresivamente a la grasa, lo cual permite conseguir una silueta más fina.

Por otra parte, la actividad muscular puede resultar una ayuda eficaz para la «restauración» de nuestro organismo, es decir para la «puesta a punto» que hemos emprendido a través de las recomendaciones de este libro.

En efecto, hay que saber que mejora la tolerancia a la glucosa y disminuye de forma notable el hiperinsulinismo (factor de hipoglucemia y obesidad). El deporte es sobre todo útil en este sentido, al acelerar la corrección del hiperinsulinismo.

Podemos añadir que la hipertensión arterial, al igual que la hipercolesterolemia, experimentan una notable mejoría.[2]

En el aspecto psicológico, la práctica razonable de un deporte puede resultar muy saludable, gracias al descubrimiento del propio cuerpo y la impresión real de cierta juventud. Quizás el deporte sea considerado, al principio, como un castigo, pero rápidamente se convierte, a medida que el rendimiento va mejorando, en una auténtica fuente de bienestar.

Al suponer una mejoría general del metabolismo, la actividad física podrá constituir, después del adelgazamiento, una garantía añadida de estabilización del peso y del mantenimiento de la forma.

No nos equivoquemos de objetivo

Desgraciadamente, nuestros contemporáneos tienen actitudes a veces excesivamente radicales en lo relativo al deporte. Entre el pseudodeportista fumador y bebedor que pasa la mayor parte del tiempo, y la prórroga, en la barra de un bar o frente al televisor, y el viejo apuesto que

2. Para un hombre de más de cuarenta años, resulta imperativo, antes de iniciar la práctica de un deporte, hacer un chequeo cardiovascular que incluya electrocardiograma de esfuerzo.

se hace polvo para mantenerse joven al tratar de imitar a los profesionales, hay una justa medida que sólo la sensatez le permitirá encontrar.

El absentismo laboral del lunes por la mañana no se debe únicamente a los abusos alcohólicos y demás excesos alimenticios. También hay que imputarlos a la imprudencia de muchos que, sin costumbre ni entrenamiento, y con una mala hidratación, han evaluado mal sus verdaderas capacidades.

Una alimentación sana, así como la práctica razonable y regular de actividades físicas, son las condiciones necesarias para aceptar con serenidad, juventud y optimismo, los años que se van acumulando. Pero también es un estado de ánimo.

Cuando vemos que algunas personas se obstinan en esperar cinco minutos a que llegue el ascensor para subir al primer piso, o que cogen el coche para ir a comprar tabaco al estanco, sólo podemos tener por ellas el mismo sentimiento de piedad que por aquellos que se alimentan exclusivamente de hamburguesas y bebidas con cola.

XII

EL PESO IDEAL

Cuando nos subimos a una báscula, ¿qué es lo que evaluamos?

El peso global de un cuerpo compuesto por huesos, músculos, masa grasa, órganos, vísceras, nervios y agua. La masa grasa constituye un 15 % del peso para el hombre y un 22 % para la mujer.

La obesidad se define por un exceso de esta masa grasa que representa un porcentaje superior en un 20 % a estos valores medios. Pero ¿cómo evaluar la cantidad exacta de la masa grasa de un individuo? Medir el espesor del pliegue cutáneo con un compás es una forma de hacerlo, pero es muy imprecisa...

Por fuerza hay que asociar obesidad y exceso de peso, aunque la báscula no indica la relación entre la masa grasa y la masa activa (músculos, órganos, etc.).

En lugar de referirse a las tablas de peso severamente establecidas por las compañías de seguro estadounidenses, es más sencillo, para acercarnos a la noción de peso ideal, utilizar la fórmula de Lorentz (en la que la talla se expresa en cm y el peso en kg):

$$\text{Peso} = (\text{Talla} - 100) - \frac{(\text{Talla} - 150)}{4} \qquad \text{para el hombre}$$

$$\text{Peso} = (\text{Talla} - 100) - \frac{(\text{Talla} - 140)}{2} \qquad \text{para la mujer}$$

Pero este cálculo no tiene en cuenta ni la edad ni la importancia de la masa ósea, y no es válido para las mujeres de baja estatura (1,50 m). Más vale hablar del «peso de forma» que cada uno conoce por intuición.

Hoy en día, se utiliza internacionalmente el índice de Quetelet (o BMI = Body Mass Index = Índice de Masa Corporal) que define la relación entre el peso y la talla al cuadrado.

$$\text{Índice} = \frac{\text{Peso (en kg)}}{\text{Talla}^2 \text{ (en m)}}$$

Su valor normal es de entre 20 y 25 para el hombre y de entre 19 y 24 para la mujer. Hasta 29, sólo hay un simple sobrepeso ponderal, a partir de 30 hay una obesidad y si el índice es superior a 40, nos encontramos ante una obesidad grave y preocupante para el médico.

Esta definición es de orden médico y no estético, pero este índice presenta la ventaja de estar en correlación con el valor de la masa grasa.

Hoy en día, existen básculas especiales que, además del peso, también indican la tasa de masa grasa del cuerpo.

También resulta muy útil seguir la pérdida progresiva de esta masa grasa. Adelgazar no consiste únicamente en perder peso, sino sobre todo en quemar las grasas de reserva.

Podemos calcular sencillamente el índice de masa grasa corporal gracias a la tabla siguiente:

El índice se sitúa en una línea que une el peso con la talla

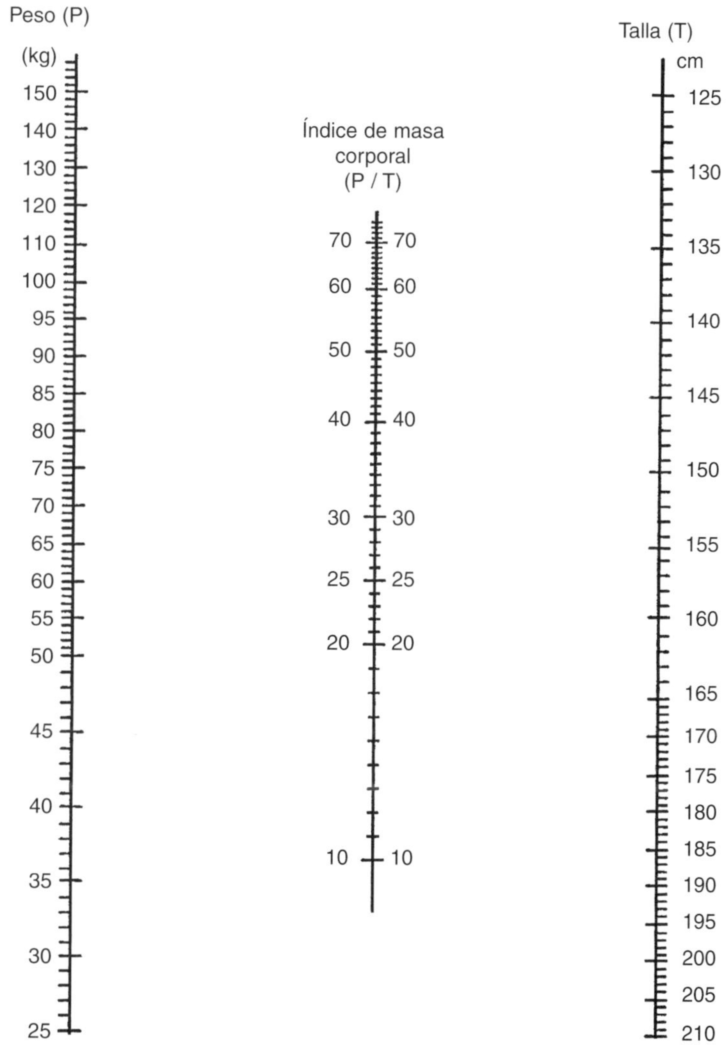

El reparto topográfico de las grasas permite apreciar el pronóstico de la obesidad al medir la relación siguiente:

$$\frac{\text{contorno de cintura en el ombligo}}{\text{contorno de cintura en las caderas}}$$

Normalmente es de entre 0,85 y 1 para el hombre, y de entre 0,65 y 0,85 para la mujer.

En la obesidad *androide*: la grasa se acumula sobre todo en la parte superior del cuerpo (rostro, cuello y abdomen por encima del ombligo). Entonces la relación siempre es superior a 1. Las complicaciones son precoces y frecuentes: diabetes, hipercolesterolemia, hipertensión arterial, riesgo cardiovascular.

En la obesidad *ginecoide*: la masa grasa predomina en la parte inferior del cuerpo (caderas, nalgas, muslos y bajo vientre). Este reparto es constitucional en la mujer. Los riesgos de enfermedades son menores, el perjuicio es más bien estético, sobre todo porque, en las mujeres afectadas, también puede aparecer la celulitis.

Más allá de las cifras médicas, que intentan cuantificar científicamente algo que pertenece más bien al ámbito de lo estético y del bienestar, lo más importante es determinar el peso que el paciente desea recobrar, el peso con el que se siente a gusto... Se trata, a fin de cuentas, del «peso de forma» que se convertirá en el objetivo que hay que alcanzar.

En ocasiones, se encuentra un poco por encima de las normas teóricas, pero, ¿por qué ser más estrictos que el propio obeso? Si cree que es posible alcanzar esa cifra, resulta más realista que una norma teórica impuesta por el poder médico, la cual, si es demasiado estricta, puede de entrada convertirse en motivo de desánimo.

Por el contrario, hay que desconfiar de algunas mujeres que se forman una imagen ideal transmitida por los medios de comunicación y que se fijan como meta lograr un peso mítico e irreal en absoluto justificable ya que el organismo, provisto de sistemas de regulación, jamás aceptará alcanzarlo.

El peso ideal, en caso de que exista, debe ser objeto de un autoanálisis lúcido del obeso, y a veces de una negociación crítica con su médico.

CONCLUSIÓN

Como ya sabemos, el hombre apareció en la tierra hace más de tres millones de años. El *Homo erectus*, y más tarde el *Homo sapiens*, vivían principalmente de la caza, la pesca y la recolección. Por tanto, la ración alimenticia del hombre primitivo se componía de una importante cantidad de proteínas y grasas, pero también de glúcidos, bayas en primavera y verano, y raíces en otoño y en invierno.

Los desperdicios humanos encontrados por los arqueólogos muestran excrementos muy expandidos debido a una importante concentración de fibras. Esto indica que los alimentos de los hombres primitivos tenían un índice glucémico muy bajo.

Durante el período mesolítico, los hombres empezaron a cultivar algunos cereales silvestres. Al cabo de unos milenios, se asentaron y se dedicaron a la agricultura. Así es como se empezaron a cultivar el trigo y las lentejas en Egipto. Más al norte, los celtas y los sajones cultivaban la cebada, el mijo, la escaña, pero también el centeno y el alforfón. Todos estos cereales y leguminosas eran consumidos tal cual, sin someterlos a refinado alguno, y provocaban glucemias reducidas.

Durante los últimos diez o doce milenios, el paisaje alimenticio del hombre se ha ido enriqueciendo con nuevas especies a medida que se iban cultivando, pero también siguiendo los flujos migratorios de las poblaciones, el desarrollo de las grandes civilizaciones y el continuo mestizaje entre éstas.

En definitiva, a pesar de su diversificación, la alimentación del hombre no había cambiado desde la noche de los tiempos, ya que los aportes glucídicos seguían siendo muy poco glucemiantes. Sin embargo, desde principios del siglo XIX, y por primera vez en toda la historia de la humanidad, los hombres empezaron a introducir, a gran escala en el modelo alimenticio ancestral de sus contemporáneos, alimentos nuevos o transformados con efectos metabólicos perjudiciales.

Si de pronto, el 1 de enero de 1820, se hubiese llevado a cabo un experimento a lo largo de un año y en un país occidental, consistente en hacer consumir azúcar, patatas y harinas blancas a un segmento representativo de la población, en las proporciones (entre 50 y 100 veces más en el caso del azúcar), y bajo las formas hiperglucemiantes en que los consumimos hoy en día (harinas hiperglucemiantes, patatas fritas o al horno), los indeseables efectos secundarios sobre la salud hubiesen sido tales, que la relación causa-efecto hubiese resultado clara para todos. Y, sin duda, los poderes públicos de la época hubiesen adoptado las medidas necesarias para prohibir la producción y el consumo de estos productos, invocando razones evidentes de salud pública.

Pero como la introducción de estos productos dañinos se llevó a cabo progresivamente en las diferentes capas de la población, los efectos metabólicos producidos sólo empezaron a notarse mucho tiempo después.

En efecto, ¿cómo se iba a sospechar, en 1930, es decir, más de un siglo después, cuando la poca obesidad apreciada en Estados Unidos empezó a causar preocupación, que se trataba de un proceso lento e insidioso iniciado a principios del siglo anterior?

Si Therèse Desqueyrou, el personaje de la novela de François Mauriae, hubiese dado un gran vaso de cianuro a su marido en cuanto decidió deshacerse de él, hubiera muerto de inmediato y la tesis del envenenamiento se habría podido comprobar en seguida, delatando así a su culpable. Pero al administrarle el veneno durante largos meses y en dosis infinitesimales, la asesina convirtió a su marido en un enfermo cuyos síntomas resultaban de difícil pronóstico para los médicos de la época. Por tanto, era de un crimen perfecto, ya que no se podía apreciar ninguna relación de causa-efecto.

El mismo guión ha seguido la obesidad, aunque a otra escala. Pero es muy triste observar hoy en día, que ha sido precisamente poco después de haber identificado los síntomas de una grave enfermedad (la obesidad), hace medio siglo, cuando los factores responsables de su auténtica causa (el hiperinsulinismo) se han reforzado y desarrollado. En junio de 1944, los estadounidenses desembarcaron en las costas de Normandía para liberar a Francia de la ocupación alemana. En sus maletas, las tropas llevaban toneladas de víveres fabricados y embarcados muchos meses antes. Para asegurar una conservación correcta de estos víveres, se inventaron algunos procedimientos (tratamientos industriales, acondicionamiento) respondiendo a los imperativos de las circunstancias. Las harinas fueron hiperrefinadas para asegurar una mayor conservación y las patatas, deshidratadas, se convirtieron en copos para ocupar menos sitio, lo cual jamás se había hecho anteriormente. Pero lo que entonces ignorábamos es que todas estas operaciones, iniciadas por razones prácticas evidentes, provocaron un aumento considerable del índice glucémico de la materia base. Y de la misma manera que las patatas importadas por Parmentier eran en principio un «sustitutivo provisional» para hacer frente a la escasez de trigo, estos nuevos productos, en lugar de quedar almacenados junto al resto de los accesorios de guerra después de la liberación, no solamente se conservaron, sino que se generalizó su consumo. Incluso se convirtieron en los precursores de una interminable generación de productos refinados e industrializados que transformaron por completo el paisaje alimenticio de la segunda mitad del siglo XX. Y lo que nadie sabía ni podía sospechar es que estos productos, al igual que sus deplorables precursores hiperglucemiantes, iban a agravar una situación de alteración metabólica que ya había llegado a niveles alarmantes.

Con la perspectiva del tiempo, nos damos cuenta de que desde hace casi dos siglos, la especie humana ha adoptado, progresivamente y sin darse cuenta, un modo alimenticio incompatible con la herencia genética de su metabolismo. Una vez más, durante más de tres millones de años, los hombres primitivos, prehistóricos, y después en la Edad Media, en el Renacimiento e incluso en la Revolución Industrial, dieron muy poco trabajo a su páncreas. De hecho, estos órganos no tenían que soportar estímulos excesivos ya que la alimentación hiperglucemiante no existía.

El páncreas de nuestros contemporáneos es, pues, resultado de la evolución de varios siglos, una herencia metabólica con la que hemos de funcionar. De la misma manera que un ser humano no puede mirar al sol de frente porque sus ojos no son capaces de soportarlo, es imposible estimular impunemente el funcionamiento insulínico de nuestro páncreas más allá de sus límites fisiológicos naturales.

El aumento de peso, que puede llevar al sobrepeso ponderal e incluso a la obesidad, no es más que la consecuencia de la estimulación abusiva de un órgano clave en el metabolismo, debido a que el organismo humano no ha sido genéticamente programado para este modelo alimenticio inapropiado.

Ahora entendemos que el efecto causado por un lento e insidioso empeoramiento de nuestros hábitos alimenticios desde principios del siglo XX, y principalmente a lo largo de estos últimos cincuenta años, está en el origen de la obesidad endémica actual.

Mientras no tomemos conciencia de ello y no se formulen de forma oficial las recomendaciones convenientes, el hiperinsulinismo seguirá siendo una de las patologías dominantes de nuestra época, provocando no solamente una generalización de la obesidad, sino también de la diabetes y de las enfermedades cardiovasculares.

Así pues, la modesta pretensión de este libro es la de permitir a sus lectores descubrir que basta con aprender a comer mejor, llevando a cabo las selecciones alimenticias apropiadas, no solamente para estar y permanecer delgados, sino también, y sobre todo, para recobrar un estado de salud satisfactorio y mantenerlo siempre.

ANEXO I

CRÍTICAS HECHAS AL MÉTODO MONTIGNAC

El Método Montignac ha sido objeto de diversas críticas desde diferentes ámbitos. Proceden principalmente de gente (periodistas, especialistas en alimentación y en dietética) que o bien desconoce totalmente el Método, al no dignarse a considerar el tema con seriedad (la mayoría de ellos no han leído ninguno de mis libros), o bien han decidido deliberadamente presentarlo de forma caricaturesca y esquemática para desacreditar al autor, o bien sólo se refieren a la primera edición del libro (1987) y se niegan a considerar la constante evolución del Método Montignac, demostrada en sus constantes ediciones.

Por lo tanto, conviene responder a las principales alegaciones que suele recibir.

¿El Método Montignac es un régimen disociado?

Algunos presentan, de forma tendenciosa, el Método Montignac como un régimen disociado.

Como explica el profesor Apfelbaum en su tratado de *Dietética y Nutrición*, una alimentación disociada consiste en consumir sólo un tipo de alimentos por día: el lunes comeremos pollo (en las tres comidas); el martes, pasta; el miércoles, queso; el jueves, verdura; el viernes, pescado, etc.

Los que acaben de leer este libro tendrán claro que el Método Montignac no tiene nada que ver con el juego alimenticio de la disociación.

¿Se inspira el Método Montignac en el Método Hay?

La vocación del Método Montignac es la de permitir a la gente que tiene problemas de peso adelgazar de manera sustancial y duradera, y recobrar una mejor forma física e intelectual.

Las bases científicas sobre las que se fundamenta corresponden a descubrimientos realizados en los años setenta y ochenta sobre *el metabolismo de los glúcidos y de los lípidos, y la fisiopatología de sus principios que se articula en torno a nociones muy precisas tales como el hiperinsulinismo, la hiperglucemia y la clasificación de los glúcidos según su índice glucémico.*

El Método Hay, en cambio, se basa en creencias que datan de finales del siglo XIX. Se articula en torno a la necesidad de evitar algunas combinaciones alimenticias (glúcidos y proteínas, por ejemplo) con el fin de prevenir la intoxicación de la sangre.

El objetivo del Método Hay (cuyo principio de base ha quedado totalmente invalidado por los conocimientos científicos modernos) es, *a priori*, el de curar, o por lo menos prevenir algunas enfermedades articulares y digestivas.

Querer convertir el Método Montignac en una réplica del Método Hay es un disparate, aunque Hay, que no carecía de sentido común, también aconsejaba el consumo de fruta en ayunas en caso de problemas digestivos.

¿Se inspira el Método Montignac en el Régimen Atkins?

El Régimen Atkins hizo furor durante los años sesenta y setenta después de que el autor afirmara que todos los alimentos eran buenos salvo los glúcidos.

Ya se suponía entonces que la insulina era el «catalizador» del aumento de peso. Pero como pensaba que todos los glúcidos inducían a la misma glucemia, el doctor Atkins aconsejaba en su régimen excluirlos de forma definitiva de nuestra alimentación.

Así pues, aquel régimen de exclusión conducía a los que lo seguían a consumir grasas en exceso al no existir ninguna restricción al respecto.

Además, en aquel entonces, todavía no se sabía diferenciar entre grasas «buenas» y «malas». Por lo tanto, se produjeron accidentes cardiovasculares entre algunas personas que siguieron el Régimen Atkins, que se ganó así el calificativo de «pasaporte al infarto».

Pretender calificar, como hacen algunos comentaristas despistados, el Método Montignac como un «Régimen Atkins atenuado» es de juzgado de guardia.

De hecho, en el Método Montignac se aconseja el consumo de numerosos glúcidos siempre que su índice glucémico sea bajo: fruta, leguminosas, alimentos integrales, espaguetis. Por otra parte, la naturaleza de las grasas que hay que consumir para lograr una prevención eficaz queda claramente indicada (capítulo VIII).

¿Existe algún riesgo cardiovascular en el Método Montignac?

A veces, el éxito popular del Método Montignac se percibe como una amenaza en el ámbito de ciertas profesiones. En efecto, el Método puede suponer un replanteamiento de la credibilidad de algunos profesionales de la nutrición que durante años (y hoy en día también) se han referido a nociones inexactas, ineficaces y caducas tales como el racionamiento calórico o bien la clasificación errónea de los glúcidos en azúcares lentos-azúcares rápidos.

Una encuesta oficial publicada en Holanda por el Instituto GFK reveló que, debido a la influencia de los mensajes relativos a la nutrición del Método Montignac, el consumo de azúcar en 1997 se había reducido en un 25 %, y el de patatas en un 14 % en Holanda.

Por otra parte, hay que señalar que la encuesta indicaba que el consumo de cereales integrales, de las verduras y de la fruta había aumentado de forma considerable debido a la influencia de los mensajes nutritivos del señor Montignac. «Gracias a Montignac», indicaba otro estudio, los holandeses beben menos cerveza y más vino tinto.

Informaciones estadísticas como ésta no pueden más que causar preocupación entre algunos profesionales.

Por esa razón, resulta del todo comprensible que, en cuanto en algún lugar se percibe el desarrollo del Método Montignac como una amenaza para los intereses de los miembros de una corporación, nazcan algunos rumores negativos que se difunden en la plaza pública.

Así ocurrió en todos los países en los que la notoriedad del Método se convirtió en una auténtica cuestión nacional.

Pero en la mayoría de los casos, las críticas relativas al Método proceden de gente que tiene una intención deliberada de dañar la notoriedad de su autor. De hecho, en varias ocasiones, estos detractores han sido sorprendidos en flagrante delito de mala fe, o por lo menos queda demostrado su total desconocimiento del Método.

En un importante programa de la televisión belga *(Balle au Centre)* en 1996, la experta en nutrición invitada para representar a los «anti-Montignac» se vio obligada a confesar públicamente, ante sus dificultades para justificar sus críticas tal y como exigían los demás participantes, que jamás había leído un libro de Montignac y que tan sólo reproducía en sus críticas las palabras de sus colegas que pretendían conocer perfectamente el Método Montignac.

Al no poder negar la eficacia del mencionado Método, ya que es evidente que la pérdida de peso es sustancial y duradera, sus detractores han optado por concentrar sus críticas en unos supuestos riesgos cardiovasculares.

También pretenden (como es el caso del doctor Jacques Fricker, adalid de los detractores franceses) que el Método Montignac es «demasiado graso» (ya que, según ellos, suprime el consumo de los glúcidos...), y provoca por lo tanto un aumento de los riesgos cardiovasculares en general y del colesterol en particular.

Evidentemente, afirmar que el Método Montignac es «demasiado graso» es una falsedad absoluta, dos estudios independientes lo han demostrado:

- El Centro de Estudios e Información de las Vitaminas (Francia) demostró en 1994 que los pacientes que siguen el Método Montignac consumen un 31,2 % de lípidos.
- El estudio de los profesores Dumesnil y Temblay en Canadá (ver pág. 223) demostró un aporte de un 32 % de lípidos.

La tasa de lípidos aconsejada por los expertos en nutrición «clásica» es del 30 % y los franceses consumen de forma espontánea entre un 40 % y un 42 % de lípidos. Aunque, como hemos visto anteriormente, no importa tanto la proporción total de lípidos como la naturaleza de los ácidos grasos seleccionados.

Jóvenes médicos holandeses del hospital de Eindhoven incluso hicieron circular el rumor según el cual los pacientes que habían seguido el Método Montignac fueron víctimas de infartos (ligeros).

Esta gravísima información (que evidentemente jamás se verificó ni confirmó) fue divulgada por periodistas poco escrupulosos y siempre en busca de sensacionalismo, dando a entender que incluso se produjeron fallecimientos.

Unas semanas más tarde, el rumor había atravesado las fronteras y un importante periódico catalán de Barcelona daba a entender claramente que «varias personas habían muerto de infarto en Holanda» después de haber seguido (según algunos rumores) el Método Montignac, y el Ministerio de Salud holandés (según otros rumores) había «prohibido su práctica».

Aunque las informaciones de este tipo pertenezcan al ámbito de la mentira y la calumnia, son suficientes para desestabilizar a algunas personas que confiaban en nosotros y para desanimar a los demás. Como decía Beaumarchais en *El barbero de Sevilla*: «¡Calumnia, calumnia, que algo queda!».

A pesar de todo el desprecio con el que hay que tratar estos chismes, nunca viene mal una respuesta, aunque sólo sea para subrayar la odiosa mala fe de sus autores.

Regularmente, algunos periodistas que ejercen su profesión de forma honesta nos hacen las siguientes preguntas: «¿Entraña el Método Montignac alguna posibilidad de aumentar los riesgos cardiovasculares y, en particular, de elevar la tasa de colesterol?».

Nuestra respuesta es la siguiente:

Señalemos en primer lugar que todos los libros de Michel Montignac cuentan con un prefacio a cargo de profesores de gran renombre y especialistas en enfermedades cardiovasculares:

El profesor Maurice Cloarec, jefe del Servicio de Cardiología del Hospital Tennon de París, ha observado en sus consultas una importante disminución de la tasa de colesterol en los empresarios que siguieron las recomendaciones del primer libro *Cómo adelgazar en comidas de negocios*.

El doctor Morrison Bethea, cirujano cardiovascular, informa de que sus pacientes han obtenido una disminución de entre un 30 % y un 40 % de su colesterol total.

El profesor Jean Dumesnil, director del Instituto de Cardiología del Hospital Laval en Quebec observó en un experimento efectuado en 1997 que el seguimiento del Método Montignac podía constituir un potente factor de prevención de los riesgos cardiovasculares.

El doctor Hervé Robert, director del Instituto Vitalité et Nutrition en París señala que todos los médicos que recetan el Método Montignac han observado una normalización de los indicadores sanguíneos (glucemia, colesterol, triglicéridos...) en todos sus pacientes.

Además, entre los miles de testimonios enviados por lectores a lo largo de estos diez últimos años, ninguno ha mencionado un aumento del colesterol provocado por el seguimiento del Método.

Al contrario, la mayoría de ellos hacen hincapié en la reducción sustancial de su tasa de colesterol cuando ésta era crítica.

Por otra parte, todos los expertos en nutrición saben, porque hace mucho tiempo que ha quedado demostrado, que *cualquier forma de adelgazamiento* (sea cual sea su principio) provoca sistemáticamente una disminución de la tasa de colesterol.

Por lo tanto, hay que tener muy mala fe (sobre todo por parte de un médico) para pretender que el Método Montignac incrementa el riesgo de aumento de colesterol, cuando por otra parte ha quedado demostrado que produce una pérdida de peso innegable.

Además, todos los comentaristas del Método Montignac (ya estén a favor o en contra) reconocen unánimamente que uno de los grandes méritos del Método es el de rehabilitar una alimentación rica en fibras, especialmente las solubles. Y todos los estudios sobre el colesterol han demostrado que el colesterol disminuía muy sensiblemente gracias a la introducción de fibras en la alimentación.

En este caso, también hay que tener muy mala fe para afirmar que «Montignac hace aumentar el colesterol», cuando por otra parte ha quedado reconocido como una evidencia que su dieta es muy rica en fibras.

En los libros de Michel Montignac, nunca se ha afirmado, como algunos pretenden, sin jamás haber leído los libros en cuestión, que había que comer más grasas.

En cambio, todos los libros contienen un capítulo importante sobre la prevención de los riesgos cardiovasculares donde se recomiendan unas selecciones muy precisas de alimentos, por ejemplo:

- comer el menor número posible de grasas saturadas
- optar preferentemente por grasas monoinsaturadas (aceite de oli-

va, grasa de oca y de pato) y las grasas poliinsaturadas, especialmente las de la familia de los omega 3 (grasas de pescado).

Según la «Nurses Health Study» norteamericana, la prevención de las enfermedades coronarias *es más eficaz* si sustituimos grasas alimenticias por otras que si reducimos el aporte lipídico total. Por lo tanto, lo importante no es la cantidad de grasas sino su *calidad*. De hecho, el profesor Stampfer así lo confirma cuando observa que un 45 % de las calorías absorbidas por los cretenses son de origen lipídico, pero el hecho de que estas grasas procedan casi exclusivamente del aceite de oliva explica que la tasa de enfermedades cardiovasculares de Creta sea la más baja del mundo.

Por otra parte, se ha demostrado que dos de los factores de mayor riesgo de enfermedades cardiovasculares y especialmente de hipertensión arterial eran el *hiperinsulinismo* y la *insulinoresistencia*.

Numerosos investigadores, entre los que se encuentra Jenkins, han demostrado que al reducir la insulinemia disminuía el riesgo cardiovascular.

Por otra parte, J. C. Brand Miller ha demostrado que un régimen con bajo índice glucémico disminuía el colesterol en un 6 % y los triglicéridos en un 9 %. Este investigador también ha demostrado que el consumo de azúcar provocaba un aumento del colesterol «malo» (LDL-colesterol) y una reducción del «bueno» (HDL-colesterol).

Ahora bien, todo el mundo sabe que el principio de base del Método Montignac consiste no solamente en suprimir el azúcar (entre otros glúcidos «malos»), sino también en dar preferencia al consumo de alimentos de bajo índice glucémico (leguminosas, fruta, alimentos integrales, espaguetis...) para reducir así la insulinemia.

Además, en cuanto a los lípidos, los ácidos grasos serán seleccionados con precisión para asegurar una prevención cardiovascular óptima.

En este caso, también resulta difícil entender cómo la puesta en práctica de los principios del Método Montignac podría conducir a resultados contrarios (aumento del riesgo cardiovascular) cuando todos los estudios han demostrado que la aplicación de estos principios produce precisamente una importante disminución de este riesgo. Por lo tanto, pretender imputar al seguimiento del Método Montignac un aumento del riesgo cardiovascular en cualquier paciente es absurdo.

Teniendo en cuenta los cientos de miles de individuos que pueden llegar a seguir el Método Montignac en cualquier país, no se puede excluir la posibilidad de que una persona que se encuentre desde hace tiempo en una situación de gran vulnerabilidad cardiovascular sufra un ataque cardíaco (infarto) a pesar del seguimiento del Método. Pero afirmar, sin ninguna prueba evidente, que existe una relación causa-efecto entre ambos fenómenos como algún médico holandés ha afirmado, supone una gran ligereza en el diagnóstico y resulta muy significativa la intención de su autor de querer poner en tela de juicio una notoriedad (la de Montignac) que molesta a su corporación.

ANEXO II

CONSEJOS PARTICULARES PARA LOS VEGETARIANOS

Si la disciplina de los vegetarianos que consiste en no comer carne está motivada por el amor y el respeto a los animales, se trata de una postura absolutamente respetable. Si, en cambio, su argumentación se basa en la idea de que la carne es fuente de «toxinas» nocivas para el organismo, se trata entonces de un razonamiento basado en nociones de fisiología que datan del siglo XIX, hoy en día ampliamente superadas.

Estas famosas toxinas no corresponden a gran cosa, pues se trata simplemente del ácido úrico y de la urea que se forman durante el consumo de carne. Ahora bien, hay que saber que estas sustancias son eliminadas por el riñón en el caso de una persona normal que beba lo suficiente. En realidad, el organismo está «programado» para eliminar estos residuos metabólicos y lo consigue perfectamente y sin dificultad. No hay fundamento para temer el eventual «atascamiento» como algunos pretenden.

Los vegetarianos, que no consumen ni carne, ni embutidos, ni ave, ni pescado deben, sin embargo, mantener un aporte suficiente de subproductos animales con tal de equilibrar correctamente su alimentación. Para ello deben hacer hincapié en el consumo de productos lácteos y huevos.

Para cubrir correctamente estas necesidades de proteínas, hay que tener buenos conocimientos de nutrición y saber, por ejemplo, que las proteínas animales y las vegetales no son idénticas, o que algunas de éstas sólo pueden ser asimiladas parcialmente.

Por esa razón, las proteínas vegetales no tienen el mismo valor nutritivo que las proteínas animales y 10 g de proteínas procedentes de las lentejas no tendrán en absoluto el mismo valor que 10 g procedentes de un huevo.

Estas nociones son indispensables para quien desea mantener un aporte proteico correcto, es decir, de 1 g de proteínas al día por kilo de peso del organismo.

Por otra parte, los vegetarianos aficionados a la soja han de saber que los alimentos hechos a base de soja no incluyen forzosamente la misma cantidad de proteínas.

PROTEÍNAS CONTENIDAS EN DIFERENTES PRODUCTOS A BASE DE SOJA, POR CADA 100 G

Harina de soja	45 g
Granos de soja	35 g
Tofu (paté de soja)	13 g
Germen de soja	4 g
Brotes de soja	1,5 g

Igualmente, han de saber que el zumo de soja, impropiamente llamado «leche de soja» es bastante pobre en calcio (42 mg/100 g) respecto a la leche de vaca (120 mg/100 g); que las proteínas vegetales son más pobres en aminoácidos esenciales (los que el organismo no sabe elaborar), que los cereales son deficitarios en lisina y las leguminosas en metionina. Acerca de este último punto, descubrirán que es importante asociar diariamente cereales sin refinar con leguminosas y oleaginosos (nueces, avellanas, almendras...). De hecho, numerosos platos exóticos antiguos asocian sistemáticamente cereales con leguminosas:

- maíz y frijoles en la tortilla mexicana
- sémola y garbanzos en el cuscús magrebí
- mijo y cacahuetes en el África negra.

En cambio, el huevo asegura por sí mismo una gran riqueza y un perfecto equilibrio de aminoácidos.

En particular, el vegetariano tendrá que cuidar sus aportes de hierro sabiendo que el hierro de origen vegetal se asimila cinco veces peor que el hierro de origen animal.

De la misma manera, y con tal de evitar carencias de vitamina B_{12}, deberá favorecer la parte del queso, de los huevos y de las algas en su alimentación.

Algunos platos vegetarianos correctamente concebidos son absolutamente aceptables e incluso pueden resultar particularmente beneficiosos para la protección de los riesgos cardiovasculares y la prevención de algunos cánceres (de colon y de recto, por ejemplo). Sin embargo, no son aconsejables para los niños (crecimiento), las mujeres embarazadas y las personas mayores.

El Método Montignac, perfectamente compatible con un enfoque vegetariano, aconseja el consumo de numerosos glúcidos (con bajo índice glucémico):

- pan integral
- auténtico pan completo
- arroz integral
- pastas completas o integrales
- lentejas
- alubias y frijoles
- guisantes y habas
- cereales enteros y sus derivados
- fruta fresca y oleaginosos
- mermelada de fruta sin azúcar
- soja y sus derivados
- chocolate rico en cacao.

También podemos basar los siete desayunos de la semana en un pan rico en fibras, o en cereales sin azúcar con un producto lácteo desnatado o, en su caso, chocolate.

Por otra parte, el Método aconseja hacer cada semana por lo menos tres cenas centradas en glúcidos «buenos». Los vegetarianos podrán aumentar la frecuencia de este tipo de comidas.

El plato principal se podrá elaborar a partir de las sugerencias siguientes:

- arroz integral con salsa de tomate; pastas integrales o completas acompañadas de albahaca, tomate o champiñones
- lentejas con cebolla
- alubias y frijoles
- guisantes
- garbanzos
- cuscús con sémola integral sin carne
- productos a base de soja
- productos a base de cereales (galletas de trigo)
- algas.

Si fuera necesario, se puede acompañar este plato con una sopa de verduras, verduras crudas, ensalada... y acabaremos con un producto lácteo desnatado (requesón o yogur) o no.

Finalmente, hay que señalar que un régimen vegetariano que no incluya productos lácteos y huevos, y esté únicamente basado en productos de origen vegetal, entraña carencias y resulta en consecuencia *peligroso*.

ANEXO III

PARA LAS MUJERES A LAS QUE LES CUESTA ADELGAZAR

Pregúntese si su peso actual no es, en realidad, el correcto. Algunas personas quieren alcanzar un peso anormalmente bajo respecto a su talla. Es posible que un peso que quizás fuera el suyo hace unos años, ya no sea un peso de referencia hoy en día.

¡Fíjese un peso realista!

Quizás esté cometiendo errores nutritivos. El Método Montignac recomienda que, entre almuerzos y cenas, se haga un mínimo de tres comidas ricas en glúcidos, centradas en alimentos completos (pastas, arroz, sémola) o en leguminosas (lentejas, alubias, frijoles, garbanzos). ¿Respeta usted este consejo?

Una ración suficiente de proteínas es necesaria (entre 60 y 90 g/día según su peso). Algunas personas no siguen esta consigna, lo cual puede constituir un freno en su adelgazamiento.

¿Toma usted un producto lácteo en cada una de las tres comidas? Constituyen un aporte interesante de proteínas (pueden tener un 0 % de materia grasa).

Quizá siga usted pensando según un enfoque hipocalórico y apenas coma nada.

Para adelgazar, no se trata de comer menos, ¡sino de comer mejor!

Quizá lleve a cabo una correcta selección nutritiva durante las comidas, pero sigue usted picando entre las comidas o toma bebidas con alcohol. Esto es un freno al adelgazamiento.

¡La alimentación no lo es todo!

Una buena dietética sigue siendo indispensable si queremos adelgazar, ¡pero quizás no sea suficiente! Otros factores pueden tener una influencia:

- Un desequilibrio hormonal en el caso de la mujer (exceso de estrógenos) puede dificultar el adelgazamiento (consulte con su médico).
- Los efectos del estrés pueden dificultar la pérdida de peso: si está nerviosa, angustiada o ansiosa, el cuerpo segrega sustancias químicas que pueden impedir el adelgazamiento.

  Aprenda a controlar su estrés a través de la relajación (sofrología) o el yoga.
- Una anomalía de funcionamiento de su tiroides (antigua o actual) puede dificultar la pérdida de peso. Aunque esté en tratamiento y goce de un buen equilibrio, comprobamos una vez más que adelgazar siempre es un poco más difícil...
- Numerosos medicamentos pueden frenar la pérdida de peso: tranquilizantes, ansiolíticos, hipnóticos, algunos antidepresivos, el litio, la cortisona, los betabloqueantes, los reconstituyentes azucarados y a veces algunos tratamientos hormonales de la menopausia mal adaptados (consulte con su médico).

  No confunda un sobrepeso ponderal con celulitis o retención de agua, ¡no hay que combatirlos de la misma manera!

ANEXO IV

¿CÓMO OBTENER UN APORTE DE PROTEÍNAS SATISFACTORIO?

Para un sujeto sano, de constitución normal, el aporte de proteínas necesario para la compensación de las pérdidas derivadas de la renovación de las células y para prevenir los riesgos de desgaste muscular debe ser aproximadamente de 1 g por kilo de peso y por día. (El mínimo por debajo del cual la renovación ya no está asegurada es oficialmente de 0,80 g).

Esto significa que para una persona de 70 kilos, el aporte diario de proteínas debe ser de aproximadamente 70 g. Cuando ponemos en marcha un método de adelgazamiento, los aportes proteínicos deben aumentarse (entre 1,3 y 1,5 g por kilo de peso corporal y por día) por dos razones:

- la primera, porque todo adelgazamiento supone un cierto desgaste muscular. Para limitar esta pérdida y evitar el debilitamiento del organismo (lo cual ocurre con los regímenes hipocalóricos), resultará por lo tanto conveniente tener aportes proteínicos superiores a las simples necesidades de renovación
- la segunda, porque ha quedado demostrado que un aporte proteínico más elevado puede constituir una ayuda añadida a la pérdida de peso.

En primer lugar, porque las proteínas suponen una saciedad más importante y contribuyen así a limitar de forma natural el consumo de alimentos. En segundo lugar, porque la digestión de las proteínas ocasiona un mayor gasto energético (termogénesis).

Pero para eliminar los desperdicios provocados por el metabolismo de las proteínas, resulta indispensable beber una cantidad importante de líquido a lo largo del día: entre 1,5 y 2 litros al día.

Un aumento de la proporción de las proteínas ingeridas es un factor complementario de éxito en su programa de adelgazamiento.

Sin embargo, los individuos que padezcan una insuficiencia renal deberán abstenerse de aumentar su ración proteínica sin consultar previamente a su médico.

En caso de resistencia al adelgazamiento convendrá comprobar si la ración diaria es suficiente.

La tabla siguiente podrá resultarle de interés:

CANTIDAD DE PROTEÍNAS EN 100 G DE ALIMENTOS

Proteínas animales		*Proteínas vegetales*	
Caballo	20 g	Granos de soja	35 g
Buey	20 g	Germen de trigo	25 g
Ternera	20 g	Copos de avena	13 g
Cerdo	17 g	Centeno germinado	13 g
Cordero	15 g	Trigo germinado	12 g
Jamón de york	18 g	Cebada germinada	10 g
Jamón serrano	15 g	Grano de maíz	9 g
Morcilla negra	24 g	Pan completo	9 g
Salchichón	25 g	Pasta integral	8 g
Pollo	20 g	Alubias	8 g
Huevo	6 g	Lentejas	8 g
Pescado	20 g	Garbanzos	8 g
Queso holandés	35 g	Frijoles	8 g
Gruyer	35 g	Pan blanco	7 g
Brie	20 g	Sémola de trigo	5 g
Camembert	20 g	Pastas blancas	3 g
Requesón	9 g	Arroz completo	7 g
Yogur	5 g	Arroz blanco	6 g
Leche	3,5 g	Muesli	9 g
Petit Suisse	9 g	Tofu	13 g
Mejillones	20 g	Harina de soja	45 g
Gambas	25 g	«Leche» de soja	4 g
		Germen de soja	4 g

ANEXO V

TESTIMONIOS SOBRE LA EFICACIA DEL MÉTODO MONTIGNAC. ESTUDIOS REALIZADOS

Desde que los primeros libros sobre el Método Montignac se publicaron, en 1986/87, antes de que algunos especialistas en nutrición abiertos y curiosos realizaran estudios científicos para comprobar los fundamentos de nuestros principios, cientos de miles de lectores ya habían solucionado definitivamente sus problemas de peso gracias al Método.

La inmensa cantidad de correo que hemos recibido de lectores de diversos países, así como el testimonio positivo de centenares de médicos nos han animado a proseguir con nuestras investigaciones.

Si examinamos el conjunto de estos testimonios, podemos sacar las conclusiones siguientes: aproximadamente un 85 % de la gente que aplica el Método según nuestras recomendaciones obtiene resultados sustanciales y duraderos. Una minoría encuentra dificultades para adelgazar por razones absolutamente particulares, como hemos comentado en el anexo III.

Todos los que ponen en práctica el Método con éxito declaran que su seguimiento es simple, fácil, incluso agradable, hasta el punto de redescubrir el placer de la comida. Han entendido perfectamente que no se trata de un régimen sino de una nueva filosofía alimenticia. De hecho, algunos de ellos se encuentran tan a gusto en la Fase I que ni siquiera sienten la necesidad de pasar a la Fase II.

En cualquier caso, todos los testimonios coinciden en reconocer que, además de la pérdida de peso, el cambio de los hábitos alimenticios siguiendo los principios del Método conduce:

- a una desaparición de cierto número de trastornos gastrointestinales

- a una mejora en la forma física e intelectual (desaparición de la fatiga en general y de los cansancios repentinos en particular)
- a un sueño más corto y más reparador
- a una mayor resistencia frente a la enfermedad, seguramente debido a una alimentación más rica en macronutrientes (vitaminas, sales minerales, oligoelementos).

El estudio francés del Centro de Estudios e Información de las Vitaminas (CEIV) realizado en 1994

Su objetivo no era el de estudiar la eficacia del Método Montignac, sino el de apreciar su composición nutritiva y en especial su riqueza en vitaminas.

El estudio de los carnés de nutrición de los pacientes que seguían el Método y de los menús propuestos en los libros condujo a la composición nutritiva siguiente:

Proteínas		29,3 %
Glúcidos		39,5 %
Lípidos		31,2 % (332 md/d de colesterol)
Fibras		24,4 g/d
Fósforo		1.431 md/d
Magnesio		447
Calcio		1.110
Hierro		18,6
Sodio		1.643
Potasio		3.465
Vitamina	C	198 mg
	B_1	2,6 mg
	B_2	3,1 mg
Vitamina	B_6	1,8
	PP	24
	E	10,1
Vitamina	D	1,4 microg
	A	2.080 microg o 6.939 UI
	B_9	509 microg
Betacaroteno		6.400 microg

En total se observa que el Método Montignac es el método de adelgazamiento que aporta el mayor número de micronutrientes (vitaminas, sales minerales).

Por otra parte, y contradiciendo las alegaciones engañosas de sus detractores (por ejemplo, el doctor Jacques Fricker), no conduce a un consumo excesivo de grasas, ya que con un aporte de un 31,2 % de lípidos, el Método está en conformidad con las recomendaciones nutritivas oficiales.

Estudios de los doctores Caupin y Robert

En 1994, estos dos médicos del Institut Vitalité et Nutrition iniciaron un estudio abierto en ambulatorio con 150 mujeres de entre 18 y 68 años repartidas en tres grupos en función de su BMI:[1]

- 32 mujeres tenían un BMI inferior a 24
- 80 mujeres tenían un BMI de entre 24 y 29
- 38 mujeres tenían un BMI superior a 29.

Todas estas personas conocían los principios del Método Montignac, o bien a través del estudio de las publicaciones de su autor, o bien a través de las informaciones de su médico.

Resultados al cabo de 4 meses:

BMI	*Pérdida de peso media*	*Porcentaje de peso perdido*	*Disminución del BMI*	*Porcentaje de disminución del BMI*
< 24	−5,47 kg	−8,81 %	−2,11	−9,2 %
entre 24 y 29	−8,71 kg	−11,86 %	−3,24	−11,85 %
entre 30 y 40	−13,37 kg	−14,42 %	−5,09	−14,55 %

1. Ver capítulo XII sobre el BMI (Body Mass Index).

Resultados al cabo de 1 año:

BMI	*Pérdida de peso media*	*Porcentaje de peso perdido*	*Disminución del BMI*	*Porcentaje de disminución del BMI*
< 24	−4,38 kg	−8,74 %	−1,76	−7,9 %
entre 24 y 29	−8,14 kg	−10,41 %	−3,00	−10,9 %
entre 30 y 40	−18,46 kg	−19,77 %	−6,96	−20,22 %

Comentarios:

- Para el grupo cuyo BMI era inferior a 24, que corresponde a una constitución normal (por ejemplo, una mujer que mide 1,65 m y pesa 60 kg tiene un BMI de 22):

  Algunas de estas mujeres con este BMI normal querían adelgazar de todas maneras, a pesar de las reservas expresadas por su médico.

  Las tablas indican lo siguiente:

  Al cabo de 4 meses, se observa una pérdida de peso media de 5,5 kg.

  Al cabo de un año, el organismo, al «considerar» que el peso se había reducido de forma inútil, había recuperado alrededor de 1 kg. La pérdida de peso se estabiliza aproximadamente a −4,5 kg.
- Para el grupo cuyo BMI se situaba entre 24 y 29, que corresponde a un sobrepeso ponderal de pocos kilos (por ejemplo, una mujer que mide 1,65 m y pesa 70 kg tiene un BMI de 27):

  En el estudio, las mujeres afectadas perdieron una media de 8,7 kg en 4 meses, es decir que volvieron a su peso ideal.

  Al cabo de un año, recuperaron menos de 660 g. Por lo tanto, el Método Montignac permitió una estabilización ponderal correcta.
- Para el grupo cuyo BMI se situaba entre 30 y 40, que corresponde a una clara obesidad:

  Al cabo de 4 meses, estas mujeres obesas perdieron una media de 13,4 kg. Al cabo de un año, la pérdida media de peso era de 18,5 kg.

Observamos por lo tanto que la pérdida ponderal continúa, aunque se lleva a cabo a un ritmo más lento a medida que el cuerpo se acerca a su peso ideal.

Estudio canadiense de los profesores Dumesnil y Tremblay

El profesor Dumesnil, cardiólogo del Instituto de Cardiología del Hospital Laval en Quebec, tenía un sobrepeso ponderal del que no conseguía librarse. Una colega del hospital le recomienda el Método Montignac. Después de haber perdido 21 kilos, su colega el profesor Tremblay, experto en nutrición, quedó tan intrigado que, en 1997, decidieron poner en marcha un estudio para entender mejor los elemetos activos del Método Montignac. Así pues, los autores compararon los efectos de varios regímenes en hombres de aproximadamente 47 años con un BMI de 28 y un peso medio de 103 kilos. En los tres regímenes, los participantes podían comer a voluntad. Sin embargo, el grupo II (Método Montignac) sólo tenía acceso a glúcidos de bajo índice glucémico. La clasificación de los diferentes aportes nutritivos de cada uno de los grupos que podían hacer las selecciones a su gusto obtuvo la media siguiente durante el estudio:

	Régimen 1	*Régimen 2 (Montignac)*	*Régimen 3*
Proteínas	15 %	31 %	16 %
Lípidos	30 %	32 %	30 %
Glúcidos	55 %	37 %	54 %

El régimen 2, que aplicaba los consejos del Método Montignac (glúcidos con índices glucémicos bajos y muy bajos) obtiene la mayor disminución de la sensación de hambre, y por lo tanto una mayor saciedad respecto a los otros dos. La causa principal se encuentra en la selección de los glúcidos con bajo índice glucémico impuesta a los participantes, pero también puede haber influido el mayor consumo de proteínas (1,55 g/kg de peso) aunque fuera optativo.

Si comparamos la modificación relativa del peso en porcentaje:

El régimen 1 (que corresponde a los consejos nutritivos de la «dietética clásica») supone un aumento del 0,2 % respecto al peso inicial (¡por lo tanto, el sujeto engorda!).

El régimen 3 (que tiene el mismo aporte calórico que el régimen 2, pero con un aporte nutritivo diferente, digamos que más «clásico») sólo provoca una pérdida del 1,7 % del peso.

El régimen 2 (que corresponde al Método Montignac) es el que obtiene el mejor resultado con una pérdida media del 2,4 % del peso inicial (es decir –3,2 kg aproximadamente en 6 días para un sujeto de 102 kg).

Este estudio ha sido objeto (previa selección) de una presentación oficial en el octavo Congreso Internacional sobre la Obesidad en París, en agosto de 1998, donde destacó especialmente.

ANEXO VI

PREPARACIONES CULINARIAS Y RECETAS DIVERSAS

El objetivo de este libro no es el de ofrecerle una lista impresionante de recetas acordes con su contenido. Para eso ya existen numerosos libros de recetas Montignac que podrá encontrar en las librerías.

Pero si ha entendido correctamente los principios alimenticios básicos que tendría que adoptar para alcanzar el objetivo que se ha fijado, usted mismo podrá elaborar sus recetas o, por lo menos, modificar consecuentemente las que ya conoce.

El respeto a los principios del Método Montignac se traduce en la cocina y a la hora de seleccionar los alimentos de la manera siguiente: supresión de todos los alimentos glucídicos (azúcares, féculas...) que tienen un potencial nutritivo negativo (índices glucémicos elevados), y especialmente: el azúcar (sacarosa), las harinas blancas, las patatas, las zanahorias (únicamente las cocidas), el maíz «moderno», el arroz blanco (a excepción del Basmati), los tallarines, los macarrones, los raviolis, etc.

En cambio, debe preferir todos los glúcidos que tienen un potencial nutritivo positivo, es decir: lentejas, alubias, guisantes, garbanzos, todas las verduras (lechuga, brécoles, col, judías verdes, espinacas, berenjena, pimiento morrón, tomate, calabacín...), todos los cereales sin refinar y la fruta.

Supresión de las grasas «malas» en beneficio de las «buenas»:

Evitar el consumo de:

- mantequilla cocida, incluso *light*
- aceites refinados

- aceite de palma
- manteca de cerdo
- margarina

Consumir preferentemente:

- aceite de oliva
- grasa de oca
- grasa de pato
- aceite de girasol
- aceite de nuez o de colza

Consumir preferentemente pescado (graso) antes que carne (salvo las aves).

Suprimir toda cocción a alta temperatura y especialmente las frituras

Estos principios nutritivos se traducen de la manera siguiente en la práctica culinaria:

Entrantes

Evitar todos los platos hechos a base de harina blanca y mantequilla: hojaldres, quiches, creps, blinis, pasta quebrada, tostadas, pan frito...

Platos

Evitar empanar con pan rallado. Si fuera necesario, sustituir por queso parmesano.

- Evitar todas las salsas que contengan mantequilla y sobre todo harina de trigo.
- Las harinas de lentejas y garbanzos serán bienvenidas.
- Las guarniciones de los pescados, las carnes y las aves deben respetar los puntos 1 y 2.

Los quesos, en todas sus formas, serán bienvenidos (frescos, fermentados), así como los yogures.

Postres

No deben contener ni harinas, ni mantequilla, ni azúcar. Tendrán que elaborarse con *mousses* de fruta, huevos, queso fresco, harina de almendra, avellana, chocolate amargo con más de un 70 % de cacao y fructosa (ver recetas).

Se puede utilizar vino en las preparaciones.

MOUSSE DE CHOCOLATE

Para 6/8 personas

INGREDIENTES

400 g de chocolate «negro» amargo (2 tabletas) con un 70 % de cacao
8 huevos
medio vaso de ron (7 cl)
1 naranja
4 cucharaditas de café soluble
1 pizca de sal

MATERIAL

1 batidora eléctrica
1 cacerola grande
1 rallador
2 ensaladeras grandes
1 espátula

PREPARACIÓN

Cortar el chocolate en trozos y ponerlo en la cacerola. Preparar media taza de café muy fuerte y verterlo en la cacerola junto al ron. Poner la cacerola sobre el fuego, o bien al baño maría, o bien sobre una placa de cocción a fuego muy suave. Derretir el chocolate. Remover con la espátula para ligarlo bien. Si queda demasiado espeso, añadir un poco de agua. En cuanto el chocolate esté perfectamente fundido en una crema espesa muy cremosa, sacar la cacerola de la fuente de calor.

Mientras se va fundiendo el chocolate, se ralla la cáscara de la naranja (utilizar únicamente la parte superficial de la piel de la naranja). Echar la mitad de la cáscara de la naranja en la cacerola, y remover. Romper los huevos y colocar las yemas en una ensaladera y las claras, en otra. Montar las claras a punto de nieve (después de haberles echado una pizca de sal) hasta que estén realmente muy consistentes.

Verter el chocolate en la primera ensaladera con las yemas. Remover bien hasta lograr una crema muy homogénea. Después, verter esta crema sobre las claras y mezclar con la espátula hasta obtener una mezcla perfectamente homogénea. Comprobar que no quedan partículas de clara y que no haya chocolate sin mezclar en el fondo del recipiente.

Podrá dejar la *mousse* en la ensaladera, después de haber limpiado los bordes, o bien volver a verterla en una compotera grande o en otro recipiente. Antes de ponerla en la nevera, espolvoree la superficie de la *mousse* con el resto de la ralladura de naranja.

Preparar la *mousse* por lo menos seis horas antes de servirla.

Lo ideal sería hacerla la noche anterior.

Anexo VI

PASTEL DE CHOCOLATE AMARGO

INGREDIENTES

400 g de chocolate «negro» amargo (2 tabletas) con un 70 % de cacao
5/7 cl de coñac
8 huevos
1 naranja
4 cucharaditas de café soluble

MATERIAL

1 batidora eléctrica
1 cacerola grande
1 molde de tarta alto (de 3 cm por lo menos)
1 rallador
1 espátula
2 ensaladeras

PREPARACIÓN

Cortar el chocolate en trozos y ponerlo en la cacerola. Preparar media taza de café muy fuerte y verterlo en la cacerola, junto al coñac.

Poner la cacerola al baño maría, o bien sobre una placa de cocción a fuego muy suave.

Dejar que se derrita, removiendo con la espátula hasta obtener una pasta muy cremosa, y luego sacar la cacerola del fuego.

Romper los huevos, separando la yema de las claras. Montar las claras a punto de nieve (después de haberles echado una pizca de sal) hasta que estén realmente muy consistentes.

Verter el chocolate en una ensaladera, con las yemas. Remover bien hasta lograr una crema muy homogénea. Después, verter esta crema sobre las claras y mezclar con una espátula. La mezcla debe ser perfectamente homogénea. Comprobar que no queden partículas de clara y que no haya chocolate en el fondo del recipiente.

Verter la crema así obtenida en el molde untado con mantequilla, o mejor aún forrado de papel vegetal.

Colocar en un horno previamente calentado a 250 °C. Dejar cocer durante sólo 8 minutos para que el pastel quede blando por dentro.

Servir las porciones solas o bien acompañadas con crema inglesa o una bola de helado de vainilla.

BERENJENAS GRATINADAS

Para 6 personas

INGREDIENTES

4 o 5 berenjenas grandes
500 g de carne picada
500 g de tomates
200 g de queso gruyer rallado
aceite de oliva
estragón

PREPARACIÓN

Cortar las berenjenas en pequeños dados. Rehogar a fuego muy lento en una o dos sartenes, rociándolas ligeramente con aceite de oliva. Remover continuamente para obtener una cocción uniforme (la cocción de las berenjenas también puede hacerse al vapor).

Cuando las berenjenas hayan cambiado de color, añadirles sal, pimienta y ponerlas en un plato grande al horno. Dejarlas cocer durante 40 minutos a una temperatura aproximada de 150 °C.

Mientras tanto, sofreír completamente los tomates. Cocer la carne picada aparte, separando todos los trozos.

Cuando las berenjenas estén casi cocidas, añadir la carne picada y la salsa de tomate, hasta obtener una mezcla uniforme.

Repartir el queso gruyer rallado por toda la superficie y espolvorear con estragón.

Meterlo todo en el horno durante 15 minutos a temperatura media.

El gratinado de berenjenas puede constituir el plato esencial de la comida.

Las dos recetas siguientes son más complejas pero igual de fáciles de preparar. Son un buen ejemplo de lo que se llama *nouvelle cuisine*, fácil de preparar en casa. Pueden constituir excelentes entrantes para una comida algo excepcional (recepción, reunión familiar...).

FLAN DE ATÚN CON SALSA DE PUERROS

Para 4/6 personas

INGREDIENTES

200 g de atún natural en lata
200 g de nata light
4 huevos
2 cucharadas soperas de perejil picado

Para la salsa:
4 puerros (parte blanca)
200 g de nata light
aceite de oliva, sal y pimienta

PREPARACIÓN

Engrasar un molde para bizcocho.

Pasar el atún por la batidora y batir los huevos. Añadir los huevos al atún y la nata, echar sal y pimienta, y añadirle el perejil.

Precalentar el horno a 180 °C (termostato 6).

Verter la preparación en el molde y colocar en el horno al baño maría.

Preparación de la salsa de puerros:

Limpiar los puerros. Estofar la parte blanca con aceite de oliva a fuego muy lento y cubrir durante 20 minutos después de haber añadido sal y pimienta. Pasarlos por la batidora. Añadir la nata y, antes de servir, calentar a fuego muy lento sobre una placa de cocción.

Servir el flan desmoldado y caliente con la salsa de guarnición.

Nota: para variar, se puede sustituir el atún por salmón.

PATÉ DE RAPE

Para 5 personas

INGREDIENTES

1 kg de rape (200 g por persona)
6 huevos
1 lata pequeña de concentrado de tomate
2 limones

PREPARACIÓN

Cocer el rape en caldo con vino blanco y especies. Colocar el rape en el caldo cuando éste empiece a hervir. Añadir el jugo de los dos limones y las dos cáscaras durante la cocción.

Dejar cocer a fuego lento durante unos veinte minutos.

Escurrir y estrujar el rape con las manos hasta que suelte toda el agua. Quitar la espina central.

Colocar en un molde para bizcocho o en un molde para suflé previamente untado con abundante mantequilla.

Batir los huevos, como para tortilla, añadir el concentrado de tomate, echar sal, pimienta y verterlo todo sobre el rape.

Cocer en el horno a temperatura media (150 °C, ter: 5/6) durante 30 minutos.

Sacar del molde y servir con mayonesa.

Para darle más volumen a la mayonesa, añadirle un huevo batido a punto de nieve.

Nota: este plato puede prepararse el día anterior y debe permanecer como mínimo medio día en la nevera.

Anexo VI

SUFLÉ SIN HARINA

Para 4/5 personas

INGREDIENTES

300 g de requesón con 0 % de materia grasa
150 g de queso gruyer rallado
4 yemas de huevo
4 claras montadas a punto de nieve
sal, pimienta

PREPARACIÓN

Mezclar el requesón, el queso gruyer rallado y las yemas de huevo. Añadir sal y pimienta.

Batir las claras a punto de nieve hasta que estén firmes. Mezclar los dos preparados y colocarlo todo en un molde para suflé de diámetro mínimo de por lo menos 20 cm.

Cocer a horno fuerte (220 °C o ter. 7) durante 30/40 minutos.

Comer inmediatamente.

Variante: se puede añadir a la mezcla n.° 1, 100 g de jamón magro o 115 g de puré de champiñones.

MUSSAKA

Para 6 personas

INGREDIENTES

2 kg de berenjenas medianas
1 cebolla grande en rodajas
1 kg de carne picada (ternera o cordero)
1/2 vaso de vino blanco
1 kg de tomates pelados y cortados
perejil picado
aceite de oliva
queso rallado

PREPARACIÓN

Cortar las berenjenas en finas rodajas, salarlas y dejar reposar durante 1 hora.

Dorar la cebolla con 2 cucharadas soperas de aceite de oliva, añadir la carne picada.

Separar la carne con un tenedor mientras se va cociendo.

Incorporar los tomates, el vino y el perejil. Echarle sal y pimienta.

Cocer a fuego lento durante aproximadamente 45 minutos.

Enjuagar las berenjenas y secarlas. Freír ligeramente por ambos lados en una sartén con aceite de oliva (también se pueden cocer al vapor).

Engrasar una fuente de gratinar. Disponer en capas alternas las berenjenas y la mezcla de carne y tomates.

Espolvorear con queso rallado.

Cocer en el horno a temperatura media durante 45 minutos.

MOUSSE DE ATÚN EN GELATINA

Para 6/8 personas

INGREDIENTES

100 g de requesón con 0 % de materia grasa
1 lata de atún natural de 400 g netos
1 sobre de gelatina
25 cl de vino blanco
1 cucharada de aceite de oliva virgen
1 cucharada sopera de perejil picado
1 cucharada pequeña rasa de sal
pimienta
mostaza

Para la decoración:
rodajas de huevo duro
rodajas de tomate
lechuga, perejil

PREPARACIÓN

Preparar la gelatina siguiendo las instrucciones indicadas en el envase, sustituyendo el agua por vino blanco.

Escurrir el atún y desmenuzarlo (se puede utilizar una batidora).

Mezclar bien el atún con la mostaza, el aceite de oliva, el perejil, la sal, la pimienta y el vinagre.

Cuando la gelatina esté a temperatura ambiente (1/2 hora aproximadamente), añadir el atún y el requesón, y mezclar.

Verter en un molde para bizcocho ligeramente engrasado con aceite de oliva.

Dejar que coja consistencia durante 2 o 3 horas en la nevera.

Desmoldar, servir con hojas de lechuga, y decorar con tomates, huevos duros y perejil.

Servir con una salsa de su elección (salsa verde o mayonesa).

PAN DE PEPINO CON REQUESÓN

Para 8 personas

INGREDIENTES

2 pepinos de 500 g aproximadamente cada uno
750 g de requesón con 0 % de materia grasa
10 hojas de gelatina (o su equivalente en agar-agar)
el jugo de medio limón
5 cl de agua
1 cebolla muy picada o pasada por la batidora
1/4 de diente de ajo muy picado
sal, pimienta, cilantro

PREPARACIÓN

Rallar muy finos los dos pepinos, reservando 1/4 de uno de ellos para la decoración. Echar sal, dejar macerar en un colador durante 40 minutos, escurrir y absorber la humedad con papel absorbente.

Remojar la gelatina en agua fría para que se ablande, y luego hacerla disolver al calor en los 50 cl de agua.

Mezclar el requesón, los pepinos, la gelatina, las cebollas, el limón, el ajo y las especias.

Engrasar ligeramente con aceite de oliva las paredes de un molde grande para bizcocho. Cubrir con rodajas muy finas de pepino.

Verter toda la preparación. Recubrir con las rodajas sobrantes. Dejar que cuaje durante por lo menos dos horas y media en un sitio fresco.

Desmoldar con cuidado y acabar la decoración con rodajas de tomates, hojas de lechuga, etc.

Se puede, según el gusto, acompañar con una salsa más aderezada.

PAN DE COLIFLOR

Para 8/10 personas

INGREDIENTES

1 coliflor grande
100 g de requesón con 0 % de materia grasa
1/2 vaso de leche en polvo con un poco de agua para obtener una mezcla muy untuosa, incluso pastosa, pero homogénea
6 huevos
sal, pimienta

PREPARACIÓN

Cocer la coliflor (tras cortarla a trozos, limpiarla con agua avinagrada y escurrirla) sumergiéndola en agua hirviendo. Salar. Dejar cocer durante 5 minutos, desde que vuelva a hervir. Sacarlo todo y escurrir.

Hacer en puré la coliflor (se puede utilizar la batidora). Mezclar con el requesón, la leche, los huevos, la sal y la pimienta.

Amasarlo todo y verter en un molde para bizcocho previamente untado con mantequilla.

Dejar cocer durante aproximadamente 1 hora al baño maría (200 °C o ter. 6/7).

Quitar el molde 1/4 de hora después de sacarlo del horno. Servir con salsa de tomate.

Este plato puede comerse tibio o frío.

PURÉ DE GARBANZOS

Preparación: 5 minutos. Cocción: 2 horas
Para 4 personas

INGREDIENTES

400 g de garbanzos
crema de soja
1 cebolla
1 cucharada sopera de cilantro fresco y picado
3 cucharadas soperas de aceite de oliva
sal, pimienta

PREPARACIÓN

Dejar los garbanzos en remojo durante 12 horas, sumergirlos en agua salada con la cebolla pelada y cortada a trozos. Dejar cocer durante 2 horas.

Escurrir los garbanzos. Pasarlos por la batidora. Añadir progresivamente el aceite de oliva y la crema de soja.

Esparcir el cilantro picado. Añadir sal y pimienta.

Servir caliente. Acompaña muy bien los platos especiados.

ESPAGUETIS CON BERENJENAS Y SALSA DE TOMATE AGRIDULCE

Preparación: 15 minutos. Cocción: 25 minutos
Para 4 personas

INGREDIENTES

400 g de espaguetis
200 g de tomates
1 cebolla
4 cucharadas soperas de aceite de oliva
1 ramillete de hiervas aromáticas
2 cucharadas soperas de albahaca picada
3 cucharadas soperas de vinagre balsámico
sal, pimienta y pimienta de cayena

PREPARACIÓN

Sumergir los tomates en agua hirviendo. Pelar y despepitar. Cortar en trozos. Pelar la cebolla y cortarla en rodajas. Limpiar y cortar las berenjenas en dados.

En una sartén, sofreír las cebollas en un poco de aceite de oliva. Añadir los tomates. Cocer durante 15 minutos con el ramillete de hierbas, la albahaca picada, sal, pimienta y pimienta de cayena. Añadir el vinagre balsámico hacia el final de la cocción.

En otra sartén, saltear los dados de berenjenas con aceite de oliva. Sazonar. Dejar cocer entre 6 y 7 minutos, y luego incorporar a la salsa de tomate.

Cocer la pasta en agua hirviendo salada durante 6 minutos. Escurrirlas. Mezclar la pasta con la salsa de tomate y las berenjenas. Quitar el ramillete. Rectificar de sabor. Servir.

PASTEL DE TOMATE

Preparación: 5 minutos. Cocción: 45 minutos
Para 4 personas

INGREDIENTES

500 g de tomates pequeños
40 cl de nata líquida
4 huevos
2 cucharadas soperas de albahaca picada
2 cucharadas soperas de aceite de oliva
sal, pimienta y pimienta de cayena

PREPARACIÓN

Precalentar el horno a 150 °C.

Limpiar los tomates pequeños. Disponerlos en un plato y poner al horno. Rociar con aceite de oliva. Dejar en el horno durante 30 minutos.

Batir los huevos en un cuenco. Añadir la nata y la albahaca. Sazonar con sal, pimienta y pimienta de cayena.

Verter esta preparación en cuatro platos de aproximadamente 10 cm de diámetro. Añadir los tomates pequeños. Dejar en el horno durante 15 minutos.

Servir el pastel caliente o frío, como guarnición o como entrante.

MANJAR BLANCO CON CEREZAS

Preparación: 20 minutos. Cocción: 10 minutos
Para 4 personas

INGREDIENTES

375 g de cerezas
250 g de requesón
25 cl de nata
2 cucharadas soperas de mermelada de cereza sin azúcar
3 hojas de gelatina o su equivalente en agar-agar
10 cl de vino blanco
1 ramita de vainilla
el zumo de 1/2 naranja
15 cl de vino de oporto
5 cucharadas soperas de fructosa

PREPARACIÓN

Ablandar la gelatina con agua fría. Escurrirla. Deshacerla con vino en una cacerola ligeramente calentada. Incorporar la rama de vainilla abierta por la mitad.

Batir la nata en un cuenco.

Mezclar 3 cucharadas soperas de fructosa con el requesón, la crema batida y el vino. Guarnecer los recipientes con esta preparación. Mantener en ambiente fresco durante por lo menos 3 horas.

Cortar las cerezas por la mitad. Quitarles el hueso. Calentar las cerezas en una cacerola con la mermelada sin azúcar y el vino de oporto. Llevar a ebullición. Quitar y escurrir las cerezas. Añadir entonces el zumo de naranja y la fructosa. Dejar que reduzca hasta obtener una mezcla de consistencia de jarabe. Verter este jarabe sobre las cerezas y dejar que se temple.

En el momento de servir, colocar los cuencos sobre platos y cubrir con cerezas.

COMPOTA DE HIGOS CON VINO TINTO

Preparación: 10 minutos. Cocción: 10 minutos

Para 4 personas

INGREDIENTES

20 higos frescos
50 cl de vino tinto
4 cucharadas soperas de fructosa
2 rodajas de naranja
2 rodajas de limón
1 pizca de canela en polvo

PREPARACIÓN

Calentar el vino en una cacerola. Añadir la fructosa y derretirla. Incorporar las rodajas de limón y naranja y la canela, y dejar cocer durante 3 o 4 minutos.

Limpiar los higos. Hacer una incisión en forma de cruz a la altura del pedúnculo. Sumergir en el vino y llevar a ebullición. Dejar enfriar.

Separar los higos de la mezcla, así como las rodajas de los cítricos. Reducir el vino en 3/4.

Cortar por la mitad cada rodaja de los cítricos y disponerlas en platos soperos. Añadir los higos y cubrir con el zumo. Servir tibio.

MOUSSE DE LIMONES VERDES

Preparación: 10 minutos
Para 4 personas

INGREDIENTES

400 g de requesón
el zumo de 2 limones verdes
2 huevos
2 cucharadas soperas de fructosa
1 cucharada sopera de menta picada
1 pizca de sal

PREPARACIÓN

Separar las yemas de las claras.

En un bol, mezclar las yemas con la fructosa. Cuando la mezcla se vuelva blanca, añadir el zumo de limón. Mezclar bien.

Montar las claras a punto de nieve con una pizca de sal. Cuando estén bien firmes, incorporarlas cuidadosamente a la mezcla anterior, añadir la menta y el requesón.

Disponer la preparación en cuatro platos distintos. Dejarlos en la nevera un mínimo de 4 horas.

Servir fresco. Acompaña muy bien la fruta.

TÁRTARA DE BERENJENAS

Preparación: 15 minutos. Cocción: 30 minutos

Para 4 personas

INGREDIENTES

800 g de berenjenas
250 g de tomates
unas pocas cebollitas
2 dientes de ajo picados
4 ciruelas
aceite de oliva
el zumo de 1/2 limón
3 cucharadas soperas de albahaca picada
1 cucharada sopera de perifollo picado
sal, pimienta y pimienta de cayena

PREPARACIÓN

Limpiar las berenjenas. Cortarlas por la mitad. Cocerlas al vapor. Clavar la punta de un cuchillo en las berenjenas para comprobar su estado de cocción. Dejar que se enfríen.

Limpiar los tomates. Despepitarlos y picarlos. Escurrir. Pelar las cebollas y cortarlas en rodajas.

Cortar las berenjenas en láminas. Freírlas con un poco de aceite de oliva. Añadir el ajo picado. Sazonar con sal y pimienta. Quitar todo lo que se pueda de piel y cortar la carne de las berenjenas en trocitos. Escurrir.

Mezclar todos los ingredientes. Rociar con aceite de oliva. Sazonar con sal, pimienta y pimienta de cayena. Añadir las hierbas picadas y el limón. Verter la preparación en recipientes individuales. Dejar reposar en la nevera durante 1 o 2 horas.

En el momento de servir, sacar del recipiente, verter un hilo de aceite de oliva sobre las tártaras y decorar los platos con unas hojas de albahaca y perifollo.

TIAN DE CALABACÍN Y TOMATES

Preparación: 10 minutos. Cocción: 30 minutos

Para 8 personas

INGREDIENTES

6 calabacines
6 tomates
6 huevos
aceite de oliva
30 cl de nata
2 cabezas de ajo picadas
3 cucharadas soperas de perejil picado
una pizca de nuez moscada en polvo
una pizca de pimienta de cayena
sal, pimienta

PREPARACIÓN

Limpiar los calabacines. Cortarlos en rodajas.

Limpiar los tomates. Cortarlos en rodajas.

Mezclar en un bol la nata con los huevos, las hierbas, la nuez moscada, la pimienta de cayena, la sal y la pimienta. Reservar.

Precalentar el horno a 180 °C.

Engrasar un plato de gratinado. Colocar las rodajas de tomate y las de calabacín, alternándolas y superponiéndolas. Dejar en el horno durante 10 minutos.

Sacar el plato para añadirle la mezcla de huevos y nata. Volver a poner al horno durante 20 minutos. Servir este plato caliente como guarnición.

QUICHE DE ATÚN

Preparación: 15 minutos. Cocción 45 minutos
Para 4 personas

INGREDIENTES

8 huevos
200 g de atún en migas
40 cl de crema ligera
3 cucharadas soperas de queso parmesano rallado
aceite de oliva
1 cucharada sopera de perejil picado
1 cucharada sopera de albahaca picada
2 cucharadas de concentrado de tomate diluido en un poco de agua
100 g de queso rallado
sal, pimienta y pimienta de cayena

PREPARACIÓN

Batir los huevos en un bol grande. Incorporar la crema y luego el queso parmesano, el perejil picado, y finalmente el concentrado de tomate diluido. Sazonar con sal, pimienta y pimienta de cayena.

Escurrir el atún en migas.

Precalentar el horno a 110 °C.

En un plato de gratinar previamente engrasado, verter la mitad de la preparación a base de huevos y nata. Repartir entonces las migas de atún e incorporar el resto de la preparación. Poner en el horno y dejar cocer durante 40/45 minutos.

Sacar el plato del horno, espolvorear con queso rallado, albahaca y pimienta molida. Poner sobre la rejilla del horno hasta que adquiera color.

Este plato se puede comer tanto caliente como frío acompañado con una ensalada verde a la vinagreta.

CAVIAR DE BERENJENA CON VINAGRETA AL TOMATE

Preparación: 25 minutos. Cocción: 30 minutos
Para 4 personas

INGREDIENTES

6 berenjenas
1 tomate
5 cucharadas soperas de aceite de oliva
1 ramillete de hierbas, 2 cabezas de ajo, 3 cebollas blancas
perejil y albahaca picados
vinagre de jerez, sal, pimienta, pimienta de cayena

PREPARACIÓN

Limpiar y cortar las berenjenas por la mitad, cocerlas al vapor durante 30 minutos aproximadamente.

Al mismo tiempo, sumergir el tomate en agua hirviendo durante 30 minutos, sumergir inmediatamente después en agua helada, y después pelarlo, despepitarlo y triturarlo.

Sofreír el ajo y la cebolla con un poco de aceite de oliva, sin que se doren, dejando cocer a fuego lento con el ramillete.

Cuando las berenjenas estén cocidas, dejar que se enfríen, rascar su interior con tal de recuperar el caviar (la pulpa). Escurrir este caviar en un colador por lo menos durante una hora, tras haberle añadido previamente sal y pimienta.

Después de separar el ramillete, añadir el ajo y las cebollas al caviar, así como el perejil y la albahaca picada finamente. Sazonar al gusto (sal, pimienta y pimienta de cayena). Machacar esta mezcla con un tenedor, añadiendo un poco de aceite de oliva.

Verter la preparación en recipientes individuales, y mantener en ambiente fresco durante 4 horas por lo menos.

Mezclar aceite de oliva, vinagre, sal, pimienta y albahaca con el tomate triturado con tal de obtener la vinagreta de tomate.

En el momento de servir, vaciar los recipientes y cubrir con la vinagreta de tomate.

FRESAS HELADAS CON ZUMO

Para 8/10 personas

INGREDIENTES

500 g de fresas
100 g de requesón con 0 % de materia grasa
5 claras de huevo
2 cucharadas soperas de zumo de limón
5/6 cucharadas pequeñas de edulcorante en polvo o 3 cucharadas soperas de fructosa.

PREPARACIÓN

Pasar las fresas por la batidora y reducirlas a puré. Montar las claras a punto de nieve.

Mezclar el puré de fresa, las claras de huevo, el requesón y el edulcorante en polvo hasta obtener un resultado más o menos homogéneo.

Añadir el zumo de limón y verter la mezcla en un molde previamente engrasado.

Colocar en el congelador durante 6 o 7 horas. Sacar media hora antes de consumir.

Para desmoldar, pasar el molde por agua tibia.

Servir con zumo de fresas, y decorar el plato con fresas cortadas por la mitad.

Zumo: pasar por la batidora 300 g de fresas con dos cucharadas soperas de edulcorante en polvo y el zumo de 1/2 limón.

BAVAROIS DE FRAMBUESA EN SU ZUMO

Para 5/6 personas

INGREDIENTES

500 g de frambuesas
4 yemas de huevo
30 cl de leche
6 cucharadas pequeñas de edulcorante en polvo o 3 cucharadas soperas de fructosa
3 hojas de gelatina (o su equivalente en agar-agar)

PREPARACIÓN

Remojar las hojas de gelatina en agua fría.

En una cacerola, batir las yemas de huevo y añadir la leche. Poner a fuego muy lento y dejar espesar hasta que la mezcla cubra la espátula. Detener la cocción.

Pasar las frambuesas por la batidora para obtener un puré, añadir el edulcorante. Escurrir la gelatina y disolverla en la crema caliente. Mezclar las frambuesas con la crema.

Verter en un molde ligeramente engrasado y dejar que coja consistencia durante 12 horas por lo menos en la nevera.

Servir fresco con el zumo de frambuesa.

Zumo: pasar 300 g de frambuesa por la batidora, añadir el zumo de un limón y 3/4 de cucharada pequeña de edulcorante.

BIBLIOGRAFÍA

PROTEÍNAS

APFELBAUM M., FORRAT C., NILLUS P., *Diétetique et nutrition*, Masson, 1989.

BOURRE J.-M., *De l'animal à l'assiette, Odile Jacob*, 1993.

BRINGER J., RICHARD J.-L., MIROUZE J., «Évaluation de l'état nutritionnel protéique», *Rev. Prat.*, 1985, 35, 3, 17-22.

CHELTIEL J.-C., *Protéines alimentaires*, Ed. Tech. et Doc., Lavoisier, 1985.

RUASSE J.-P., «Les composants de la matière vivante», Coll. «L'indispensable en nutrition», 1988.

RUASSE J.-P., «Des protides, pourquoi, combien?», Coll. «L'indispensable en nutrition», 1987.

GLÚCIDOS

ANDERSON J. W., «Hypocholesterolemic effects of oat and bean products», *Am. J. Clin Nutr.* 1988, 48, 749-753.

ANDERSON J. W., «Serum lipid response of hypercholesterolemic men to single and divided doses of canned beans», *Eur. J. Clin. Nutr.*, 1990, 51, 1013-1019.

AUBERT C., *L'assiette aux céréales*, Terre vivante, 1991.

BANTLE J.-P., LAINE D. C., «Post-prandial glucose and insulin responses to meals containing different carbohydrates in normal and diabetic subjects», *New Engl. J. Med.*, 1983, 309, 7-12.

BORNET F., *Place des glucides simples et des produits amylacés dans l'alimentation des diabétiques en 1985*, Fondation Ronac, París.

BROWN, «Coronary heart disease and the consumption of diet high in wheat and other grains», *Am J. Clin. Nutr.*, 1985, 41, 1163-1171.

CALET C., «Les légumes secs-apport protidique», *Cah. Nutr. Diet.*, 1992, XX-VII, 2, 99-108.

CHEW I., «Application of glycemic index to mixed meals», *Am. J. Clin. Nutr.*, 1988, 47, 53-56.

CRAPO P. A., «Plasma glucose and insulin responses to orally administered simple and complex carbohydrate», *Diabetes*, 1976, 25, 741-747.

CRAPO P. A., «Post-prandial plasma glucose and insulin response to different complex carbohydrates», *Diabetes*, 1977, 26, 1178-1183.

CRAPO P. A., «Comparison of serum glucose-insulin and glucagon responses to different types of carbohydrates in non insulin dependant diabetic patients», *Am J. Clin. Nutr.*, 1981, 34, 84-90.

DANQUECHIN-DORVAL, «Le rôle de la phase gastrique de la digestion sur la biodisponibilité des hydrates de carbone et leurs effets métaboliques», Journées de diabétologie de l'Hôtel-Dieu, 1975.

DESJEUX J.-F., «Glycémie, insuline et acides gras dans le plasma d'adolescents sains après ingestion de bananes», *Med. et Nutr.*, 1982, 18, 2, 127-130.

FEWKES D. W., «Sucrose», *Science Progress*, 1971, 59, 25, 39.

FITZ-HENRY A., «In vitro and in vivo rates of carbohydrate digestion in Arboriginal bushfoods and contemporary Western foods», Universidad de Sydney, 1982.

GABREAU T, LEBLANC H., «Les modifications de la vitesse d'absorption des glucides», *Med. et Nutr.*, 1983, XIX, 6, 447-449.

GUILLAUSSEAU P.-J., GUILLAUSSEAU-SCHOLER C., «Effet hyperglycémiant des aliments», *Gaz Med. Fr.*, 1989, 96, 30, 61-63.

HEATON K.W., «Particule size of wheat, maize and oat test meals: effects on plasma glucose and insulin responses and on the rate of starch digestion in vitro», *Am. J. Clin. Nutr.*, 1988, 47, 675-682.

HODORA D., «Glucides simples, glucides complexes et glucides indigestibies», *Gaz. Med. Fr.*, 1981, 88, 37, 5, 255-259.

JENKINS D. J. A., «Glycemic index of foods: a physiological basis for carbohydrates exchange», *Am. J. Clin. Nutr.*, 1981, 34, 362-366.

JENKINS D. J. A., «Dietary carbohydrates and their glycemic responses», *J. A. M. A.*, 1984, 2, 388-391.

JENKINS D. J. A., «Wholemeal versus wholegrain breads: proportion of whole or cracked grains and the glycemic response», *Br. Med. J.*, 1988, 297, 958-960.

JIAN R., «La vidange d'un repas ordinaire chez l'homme: étude par la méthode radio-isotopique», *Nouv. Presse Med.*, 1979, 8, 667-671.

KERIN O'DEA, «Physical factor influencing post-prandial glucose and insulin responses to starch», *Am. J. Clin. Nutr.*, 1980, 33, 760-765.

MESSING B, *Sucre et nutrition*, Doin, 1992.

NOUROT J., «Relationship between the rate of gastric emptying and glucose insulin responses to starchy food in young healty adults», *Am. J. Clin. Nutr.*, 1988, 48, 1035-1040.

NATHAN D., «Ice-cream in the diet of insulin-dependant diabetic patients», *J. A. M. A.*, 1984, 251, 21, 2825-2827.

NICOLAIDIS S., «Mode d'action des substances de goût sucré sur le métabolisme et sur la prise alimentaire. Les sucres dans l'alimentation», *Coll. Sc. Fond. Fr. Nutr.*, 1981.

O'DONNEL L. J. D., «Size of flour particles and its relation to glycemia, imulinaemia and caloric disease», *Br. Med. J.*, 17 June 1984, 298, 115-116.

PICHARD P., *Les céréales énergétiques*, M. A., 1992.

PIVETAUD J., PACCALIN J., «Mais mangez donc des légumineuses!», *Diététique et Médecine*, 1993, n.º 4, 149-153.

REAVEN C., «Effects of source of dietary carbohydrates on plasma glucose and insulin to test meals in normal subjects», *Am J. Clin. Nutr.*, 1980, 33, 1279-1283.

ROUX E., «Index glycémique», *Gaz. Med. Fr.*, 1988, 95, 18, 77-78.

RUASSE J.-P., «Des glucides, pourquoi, comment?», Coll. «L'indispensable en nutrition».

SCHLIENGER J.-L., «Signification d'une courbe d'hyperglycémie orale plate, comparaison avec un repas d'épreuve», *Nouv. Pr. Med.*, 1982, 52, 3856-3857.

SCHWEITZER T. F., «Nutrients excreted in ileostomy effluents after consumption of mixed diet with beans and potatoes», *Eur. J. Clin. Nutr.*, 1990, 44, 567-575.

SLAMA G., «Correlation between the nature of amount of carbohydrates in intake and insulin delivery by the artificial pancreas in 24 insulinodependant diabetics», 1981, 30, 101-105.

SLAMA G., «Sucrose taken during mixed meal has no additional hyperglyceamic action over isocaloric amounts of starch in well-controlled diabetics», *The Lancet*, 1984, 122-124.

SPRING B., «Psychological effects of carbohydrates», *J. Clin. Psychiatry*, 1989, 50-5, suppl., 27-33.

STACH J. K. «Contribution à l'étude d'une diététique rationnelle du diabétique: rythme circadien de la tolérance au glucose, intérêt du pain complet, intérêt du sorbitol», Thèse pour le doctorat en Médecine, Caen, 1974.

TORSDOTTIR I., «Gastric emptying and glycemic response following ingestion of mashed bean or potato flakes in composite meals», *Am. J. Clin Nutr. Diet.*, 1990 (sous presse en 1990, cité par Bornet in *Cah. Nutr. Diet.*, 1990, XXV, 4, 254-264).

THOURBURN A. W., «The glycemic index of food», *Med J. Austr.*, May 26th 1988, 144, 580-582.

VAGUE P., «Influence comparée des différents glucides alimentaires sur la sécrétion hormonale», *Les sucres dans l'alimentation*, Collection Scientifique de la Fondation Française pour la Nutrition.

LÍPIDOS

BOURRE J.-M., DURAND G., «The importance of dietary linoleic acid in composition of nervous membranes», *Diet and lifestyle new technology*, De M-F. Mayol, 1988, John Libbey Eurotext Ltd p. 477-481.

BOURRE J.-M., *Les bonnes graisses*, Odile Jacob, 1991.

DREON D.M., «The effects of polyinsatured fat versus monoinsatured fat on plasma lipoproteins», *J. A. M. A.*, 1990, 263, 2462-2466.

DYERBERG J., «Linolenic acid and eicosapentaenoic acid», *The Lancet*, 26th Jan. 1980, p. 199.

GUERGEN L., «Interactions lipides-calcium alimentaires et biodisponibilité du calcium du fromage», *Cah. Nutr. Diet.*, 1992, XXVII, 5, 311-314.

JACOTOT B., «Olive oil and the lipoprotein metabolism», *Rev. Fr. des Corps Gras*, 1988, 2, 51-55.

JACOTOT B., *L'huile d'olive, de la santé à la gastronomie*, Artulen, 1993.

KUSHI, «Diet and 20-years mortality from coronary heart disease. The Ireland-Boston Diet-Heart study», *New England J. of Med.*, 1985, 312, 811-818.

LOUHERANTA A. M., «Linoleic acid intake and susceptibility of VLDL and LDL to oxydation in men», *Am. J. Clin. Nutr.*, 1996, 63, 698-703.

LOUIS-SYLVESTRE J., «A propos de la consommation actualle de lipides», Diétécom, 1996.

MAILLARD C., «Graisses grises», *Gazette Med. de Fr.*, 1989, 96, n.º 22.

MENSIK R.P.., «Effect of dietary fatty acids on high density and lowdensity lipoprotein cholesterol levels in healthy».

ODENT M., *Les acides gras essentiels*, Jacques Ligier, 1990.

RUASSE J.-P., *Des lipides, pourquoi, comment? Coll. «L'Indispensable en Nutrition»*.

SAN JUAN P. M. F., «Study of isomeric trans-fatty acids content in the commercial Spanish foods», *Int. J. of Food Sc. & Nutr.*, 1996, 47, 399-403.

TROISI R., «Trans-fatty acid intake in relation to serum lipid concentrations in adult ment», *Am. J. Clin. Nutr.*, 1992, 56, 1019-1024.

VLES R.O., «Connaissances récentes sur les effets physiologiques des margarines riches en acide linoléique», *Rev. Fr. des Corps Gras*, 1980, 3, 115-120.

WILLET W. C., «Intake of trans fatty acids and risk of coronary heart disease among women», *Lancet*, 1993, 341, 581-585.

FIBRAS

Council of Scientific Affairs, «Fibres alimentaires et santé», *J. A. M. A.*, 1984, 14, 190, 1037-1046.

ANDERSON J. W., «Dietary fiber: diabetes and obesity», *Am. J. Gastroenterology*, 1986, 81, 898-906.

BERNIER J.-J., «Fibres alimentaires, motricité et absorption intestinales. Effets sur l'hyperglycémie post-prandiale», Journées de Diabétologie de l'Hôtel-Dieu, 1979, 269-273.

HABER G. B., «Depletion and disruption of dietary fibre. Effets on satiety plasma glucose and serum insulin», *The Lancet*, 1977, 2, 679-682.

HEATON K. W., «Food fiber as an obstacle to energy intake», *The Lancet*, 1973, 2, 1418-1421.

HEATON K.W., «Dietary fiber in perspective», *Human Clin. Nutr.*, 1983, 37c, 151-170.

HOLT S., «Effect of gel fibre on gastric emptying and absorption of glucose and paracetamol», *The Lancet*, 1979, March 24, 636-639.

JENKINS D. J. A., «Decrease in post-prandial insulin and glucose concentration by guar an pectin», *Ann. Int. Med.*, 1977, 86, 20-33.

JENKINS D. J. A., «Dietary fiber, fibre analogues and glucose-tolerance: importance of viscosity», *Br. Med. J.*, 1978, 1, 1392-1394.

LAURENT B, «Etudes récentes concernant les fibres alimentaires», *Med. et Nutr.*, 1983, XIX, 2, 95-122.

MONNIER L., «Effets des fibres sur le métabolisme glucidique», *Cah. Nutr. Diet.*, 1983, XVIII, 89-93.

NAUSS K. M., «Dietary fat and fiber: relationship to caloric intake body growth and colon carcinogenesis», Am. *J. Clin. Nutr.*, 1987, 45, 243-251.

SAUTIER C., «Valeur alimentaire des algues spirulines chez l'homme», *Ann. Nutr. Alim.*, 1975, 29, 517.

SAUTIER C., «Les algues en alimentation humaine», *Cah. Nutr. Diet.*, 1987.6, 469-472.

GENERALIDADES SOBRE EL COLESTEROL

BASDEVANT A., TRAYNARD P.Y., «Hypercholestérolémie», Symptômes, 1988, n.° 12.

BRUCKERT E., «Les dyslipidémies», *Impact Médecin*, Dossier du Practicien, n.° 20, 1989.

LUC G., DOUSTE-BLAZY P., FRUCHART J.-C., «Le cholestérol, d'où vient-il, comment circule-t-il, où va t-il?», *Rev. Prat.*, 1989, 39, 12, 1011-1017.

POLONOWSKI J., «Régulation de l'absorption intestinale du cholestérol», *Cahiers Nutr. Diet.*, 1989, 1, 19-25.

LÍPIDOS Y COLESTEROL

«Consensus: Conference on lowering blood cholesterol to prevent heart disease», *J. A. M. A.*, 1985, 253, 2080-2090.

BETTERIDGE D. J., «High-desity lipoprotein and coronary heart disease», *Brit. Med. J.*, 15 April 1989, 974-975.

DURAND G., «Effets comparés d'huiles végétales et d'huiles de poisson sur le cholestérol du rat», *Med. et Nutr.*, 1985, XXI, n.° 6, 391-406.

DYERBERG J., «Eicosapentaenoic acid and prevention of thrombosis and atherosclerosis», *The Lancet*, 1978, 2, 117-119.

ERNST E., LE MIGNON D., «Les acides gras omega 3 et l'artériosclérose», *C. R. de Ther.*, 1987, V, n.° 56, 22-25.

FIELD C., «The influence of eggs upon plasma cholesterol levels», *Nutri. Rev.*, 1983, 41, n.° 9, 242-244.

FOSSATI P., FERMON C., «Huiles de poisson, intérêt nutritionnel et prévention de l'athéromatose», *Nouv. Presse Med.*, 1988, VIII, 1-7.

de GENNES J.-L, TURPIN G., TRFFERT J., «Correction thérapeutique des hyperlipidémies idiopathiques heréditaires. Bilan d'une consultation», Consultation de diététique standardisée. *Nouv. Presse Med.*, 1973, 2, 2457-2464.

GRUNDY M. A., «Comparison of monosatured fatty acids and carbohydrates for lowering plasma cholesterol», *N. Engl. J. Med*, 1986, 314, 745-749.

HAY C. R. M., «Effect of fish oil on platelet kinetics in patients with ischaemic heart disease», *The Lancet*, 5 juin 1982, 1269-1272.

KRUMHOUT D., BOSSCHIETER E. B., LEZENNE-COULANDER C., «The inverse relation between fish consumption an 20-year mortality from coronary heart disease», *New Engl. J. Med.*, 1985, 312, 1205-1209.

LEAF A., WEBER P. C., «Cardiovascular effects of n-3 fatty acides», *New Engl. J. Med.*, 1988, 318, 549-557.

LEMARCHAL P., «Les acides gras polyinsaturés en oméga 3», *Cah. Nutr. Diet.*, 1985, XX, 2, 97-102.

MARINIER E., «Place des acides gras polyinsaturés de la famille n-3 dans le traitement des dysloprotéinémies», *Med. Dig. Nutr.*, 1986, 53, 14-16.

MARWICK C., «What to do about dietary saturated fats?», *J. A. M. A.*, 1989, 262, 453.

PHILLIPSON, «Reduction of plasma lipids, lipoproteins and apoproteins by dietary fish oils in patients with hypertriglyceridemia», *New Engl. J. Med.*, 985, 312, 1210-1216.

PICLET G., «Le poisson, aliment, composition, intérêt nutritionnel», *Cah. Nutr. Diet.*, 1987, XXII, 317-336.

THORNGREN M., «Effects of 11-week increase in dietary eicosapentaenoic acid on bleeding time, lipids and platelet aggregation», *The Lancet*, 28 Nov. 1981, 1190-11.

TURPIN G., «Régimes et médicaments abaissant la cholestérolémie», *Rev. du Prat.*, 1989, 39, 12, 1024-1029.

VLES R. O., «Les acides gras essentiels en physiologie cardio-vasculaire», *Ann. Nutr. Alim.*, 1980, 34, 255-264.

WOODCOCK B. E., «Beneficial effect of fish oil on blood viscosity in peripheral vascular disease», *Br. Med. J.*, Vol. 288 du 25 fév. 1984, p. 592-594.

FIBRAS ALIMENTICIAS E HIPERCOLESTEROLEMIA

ANDERSON J. W., «Dietary fiber lipids and atherosclerosis», *Am. J. Cardiol.*, 1987, 60, 17-22.

GIRAULT., «Effets bénéfiques de la consommation de pommes sur le métabolisme lipidique chez l'homme», Entretiens de Bichat, 28 septembre 1988.

LEMONNIER D., DOUCET C., FLAMENT C., «Effet du son et de la pectine sur les lipides sériques du rat», *Cah. Nutr. Diet.*, 1983, XVII, 2, 97.

RAUTUREAU J., COSTE T., KARSENTI P., «Effets des fibres alimentaires sur le métabolisme du cholestérol», *Cah. Nutr. Diet.*, 1983, XVIII, 2, 84-88.

SABLE-AMPLIS R., SICART R., BARON A., «Influence des fibres de pomme sur le taux d'esters de cholestérol du foie, de l'intestin et de l'aorte», *Cah. Nutr. Diet.*, 1983, XVII, 2, 97.

TAGLIAFFERRO V., «Moderate guar-gum addition to usual diet improves peripheral sensibility to insulin and lipaemic profile in NIDDM», *Diabète et Métabolisme*, 1985, 11, 380-385.

TOGNARELLI M., «Guar-pasta: a new diet for obese subjects», *Acta Diabet. Lat.*, 1986, 23, 77.
TROWELL H., «Dietary fiber and coronary heart disease», *Europ. J. Clin. Biol. Res.*, 1972, 17, 345.
VAHOUNY G. U., «Dietary fiber lipid metabolism and atherosclerosis», *Fed. Proc.*, 1982, 41, 2801-2806.
ZAVOLAL J.-H., «Effets hypolipémiques d'aliments contenant du caroube», *Am. J. Clin. Nutr.*, 1983, 38, 285-294.

VITAMINAS, OLIGOELEMENTOS E HIPERCOLESTEROLEMIA

1. VITAMINA E

CAREW T.E., «Antiatherogenic effect of probucol unrelated to ist hypocholesterolemic effect», *P. N. A. S.*, USA, June 1984, Vol. 84, p 7725-7729.
FRUCHART J.-C., «Influence de la qualité des LDL sur leur métabolisme et leur arthérogénicité» (inédito).
JURGENS G., «Modification of human serum LDL by oxydation», *Chemistry and Physics of lipids*, 1987, 45, 315-336.
STREINBRECHER V. P., «Mofifications of LDL by endothelial cells involves lipid peroxidation», *P. N. A. S.*, USA, June 1984, Vol. 81, 3883-3887.

1. SELENIO

LUOMA P.V., «Serum selenium, glutathione peroxidase, lipids, and human liver microsomal enzyme activity», *Biological Trace Elèment Research*, 1985, 8, 2, 113-121.
MITCINSON M. J., «Possible role of deficiency of selenium and vitamin E in atherosclerosis», *J. Clin. Pathol.*, 1984, 37, 7-837.
SALONEN J.T., «Serum fatty acids, apolipoproteins, selenium and vitamin antioxydants and risk of death from coronary artery disease», *Am. J. Cardiol.*, 1985, 56, 4, 226-231.

1. CROMO

ABRAHAM A.S., «The effect of chromium established atherosclerotic plaques in rabbits», *Am. J. Clin. Nutr.*, 1980, 33, 2294-2298.

GORDON T., «High-density lipoprotein as a protective factor against coronary heart disease», The Framingham study, *Am. J. Med.*, 1977, 62, 707.
OFFENBACHER E. G., «Effect of chromium-rich yeast on glucose tolerance a blood lipids in elderly subjects», *Diabetes*, 1980, 29, 919925.

CAFÉ E HIPERCOLESTEROLEMIA

ARNESEN E., «Coffee and serum cholesterol», *Br. Med. J.* 1984, 288, 1960.
HERBERT P. N., «Caffeine does not affect lipoprotein metabolism», *Clis Res.*, 1987, 35, 578A.
HILL C., «Coffee consumption and cholesterol concentration», Letter to editor, *Br. Med. J.*, 1985, 290, 1590.
THELLE D. S., «Coffee and cholesterol in epidemiological and experimental studies», *Atherosclerosis*, 1987, 67, 97-103.
THELLE D. S., «The Tromso Heart Study. Does coffee raise serum cholesterol?», *N. Engl. J. Med.*, 1983, 308, 1454-1457.

GENERALIDADES SOBRE LA OBESIDAD

ADRIAN F., «Divergent trends in obesity and fat intake pattern: the American paradox», *Am. J. Med.*, 1997, 102, 259-264.
ASTIER-DUMAS M., «Densité calorique, densité nutritionnelle, repères pour le choix des aliments», *Med Nutr.*, 1984, XX, 4, 229-234.
BOUCHARD C., «Génetique et métabolisme énergétique chez l'homme», In Forum Lavoisier, Paris, 1989.
BELLISLE F., «Obesity and food intake in children: evidence for a role of metabolic and/or behavioral daily rhythms», *Appetite*, 1988, 11, 111-118.
BROWNELL K. D., «The effects of repeated cycles of weight loss and regain in rats», *Phys Behaviour*, 1986, 38, 459-464.
FRICKER J., APFELBAUM M., «Le métabolisme de l'obesité», *La Recherche*, 1989, 20, 207, 200-208.
HERAUD G., «Densité nutritionnelle des aliments», *Gaz. Med. Fr.*, 1988, 95, 13, 39-42.
HILLS A. P., WAHLQUIST M.L., *Exercise and obesity*, Smith-Gordon, 1994.
LEIBEL R. J., «Diminished energy requirements in reduced obese persons», *Metabolism*, 1984, 33, 164-170.
LOUIS-SYLVESTRE J., «Consommation d'un plat allégé et répercussion sur la prise alimentaire totale», *Le Généraliste*, 1979, 1083.

LOUIS-SYLVESTRE J., «Poids accordéon: de plus en plus difficile à perdre», *Le Généraliste*, 1989, 1087, 18-20.
RIETVELD W. J., «L'horloge biologique», *Revue de nutrition*, Diétécom 1991, 80.
ROLLAND-CACHERA M.-F., BELLISLE F., «No correlation between adiposity and food intake: why are working class children fatter?», *Am. J. Clin. Nutr.*, 1986, 44, 779-787.
ROLAND-CACHERA M.-F., DEHEEGER M., «Adiposity and food intake in young children: the environmental challenge to individual susceptibility», *Br. Med., J.*, 1988, 296, 1037-1038.
ROLLAND-CACHERA M.-F., «La France est-elle privilégiée par rapport aux autres pays développés?», 1ères journées alimentation, kilos, santé, 1997.
RUASSE J.-P., «Des calories, pourquoi? Combien?», Coll. «L'indispensable en Nutrition», 1987.
RUASSE J.-P., «L'approche homéopathique du traitement des obésités», Paris, 1988.
SPITZER L., RODIN J., «Human eating behavior: a critical review of studies in normal weight and overweight individuals», *Appetite*, 1981, 2, 293.

HÁBITOS ALIMENTARIOS

HERCBERG S., «Apports nutritionnels d'un échantillon représentatif de la population du Val-de-Mame», *Rev. Epidem. et Santé Publ.*, 1991, 39.
MARCOCCHIN N., «Comportement alimentaire en Lorraine», in *Précis de nutrition et diététique*, fasc. 10, Pub. Ardix Médical.
RIGAUD D. et coll., «Enquête de consommation alimentaire I-Energie et macronutriments», *Cah. Nutr. Diet.*, 1997, 32, 6, 379-389.

INSULINA

BASDEVANT A., «Influence de la distribution de la masse grasse sur le risque vasculaire», *La Presse Médicale*, 1987, 16, 4.
CLARK M.-G., «Obesity with insulin resistance, experimental insights», *The Lancet*, 1983, 2, 1236-1240.
DANGUIR J., «Infusion of insulin causes relative increase of slow wave sleep in rats», *Brain Research*, 1984, 306, 97-103.
FROMAN L. A., «Effect of vagotomy and vagal stimulation on insulin secretion», *Diabetes*, 1967, 16, 443-448.

GROSS P., «De l'obésité au diabète», *L'actualité diabétologique*, n.º 13, 1-9.

GUY-GRAND B., «Variation des acides gras libres plasmatiques au cours des hyperglycémies provoquées par voie orale», Journées de Diabétologie de l'Hôtel-Dieu, 1968, p 319.

GUY-GRAND B., «Rôle éventuel du tissu adipeux dans l'insulinorésistance», Journéées de Diabétologie de l'Hôtel-Dieu, 1972, 81-92.

JEANRENAUD B., «Dysfonctionnement du système nerveux. Obésité et résistance à l'insuline», *M/S Médecine-Science*, 1987, 3, 403-410.

JEANRENAUD B., «Insulin and obesity», *Diabetología*, 1979, 17, 135-138.

KOLTERMAN O. G., «Mechanisms of insulin resistance inhuman obesity. Evidence for receptor and post-receptor effects», *J. Clin. Invest.*, 1980, 65, 1772-1284.

LAMBERT A., F, «Enhancement by caffeine of glucagon-induced and tolbutamide-induced insulin release from isolated foetal pancreatic tissue», *The Lancet*, 1967, 1, 1-19, 819-820.

LAMBERT A.-F, «Organocultures de pancréas foetal de rat: étude morphologique et libération d'insuline in vitro», Journées de Diabétologie de l'Hôtel-Dieu, 1969, 115-129.

LARSON B. «Abdominal adipose tissue distribution, obesity and risk of cardiovascular disease and death», *Br. Med. J.*, 1984, 288, 1401-1404.

LE MARCHAND-BRUSTEL Y., «Résistance à l'insuline dans l'obésité», *M/S Médecine-Sciences*, 1987, 3, 394-402.

LINQUETTE C., *Précis d'endocrinologie*, Masson, 1973, 658-666.

LOUIS-SYLVESTRE J., «La phase céphalique de sécrétion d'insuline». *Diabète et métabolisme*, 1987, 13, 63-73.

MARKS V., «Action de différents stimuli sur l'insulinosécrétion humaine: influence du tractus gastro-intestinal», *Journées de Diabétologie de l'Hôtel-Dieu*, 1969, 179-190.

MARLISSE E. B., «Système nerveux central et glycorégulation», *Journées de Diabétologie de l'Hôtel-Dieu*, 1975, 7-21.

MEYLAN M., «Metabolic factors in insulin resistance in human obesity», *Metabolism*, 1987, 36, 256-261.

WOODS S. C., «Interaction entre l'insulinosécrétion et le système nerveux central», *Journées de Diabétologie de l'Hôtel-Dieu*, 1983.

DIABETES

American Diabetes Association: clinical practice recommendations, *Diabetes Care*, 1995, 18, Suppl. 1, 16-19.

Andersen E., «Effect of rice-rich versus a potato-rich diet on glucose, lipoprotein and cholesterol metabolism in noninsulindependent diabetics», *Am. J. Clin. Nutr.*, 1984, 39, 598-606.

Bornet F., «Insulinemic and glycemic indexes of six starch-rich foods taken alone and in a mixed meal by type 2 diabetic», *Am. J. Clin. Nutr.*, 1987, 45, 588-595.

Bornet F., «Technologie des amidons, digestibilité et effets métaboliques», *Cah. Nutr. Diet.*, 1992, 27, 170-178.

Brand-Miller J.-C., «Importance of glycemic index in diabetes», *Am. J. Clin. Nutr.*, 1994, 59 suppl., 747 S-752 S.

Brandmiller J.-C., *The G. I. factor: the glycemic index solution. The scientific answer to weight reduction and blood sugar control,* A. Holder & Stroughton Book, Australia, 1997.

Fontvieille A.-M., «A moderate switch from high to low glycemicindex foods for 3 weeks improves the metabolic control of type I diabetic subjects», *Diab. Nutr. Metab.*, 1988, 1, 139-143.

Jenkins D. J. A., «Glycemic index of foods: a physiological basis for carbohydrate exchange», *Am. J. Clin. Nutr.*, 1981, 34, 362-366.

Jenkins D. J. A., «Metabolic effects of low-glycemic index diet», *Am. J. Clin. Nutr.*, 1987, 46, 968-975.

Jenkins D. J. A., «Low glycemic index; lente carbohydrates and physiological effects of altered food frequency», *Am. J. Clin. Nutr.*, 1994, 56 (suppl), 706 S-709 S.

Lormeau B., Valensi P., «L'alimentation du diabétique», *Cah. Nutr. Diet.*, 1997, 32, 6, 394-400.

Monnier L., Slama G., «Recommandations ALFEDIAM», *Diabetes Metabolism*, 1995, 21, 201-217.

«Nutritional recommendations and principles for individuals with diabetes mellitus», *Diabetes care*, 1990, 13, suppl I, 18-25.

O'Dea K., «Physical factors influency post-prandial glucose and insulin responses to starch», *Am. J. Clin. Nutr.*, 1980, 33, 760-765.

Simpson H. C. R., «A high carbohydrate leguminous fibre diet improves all aspects of diabetic control», *The Lancet*, 1981, 1, 1-5.

Slama G., «Diabète: conseils nutritionnels», *Impact-Médecin Hebdo*, 13 juin 1997, n.° 370, 51-53.

ACTIVIDAD FÍSICA Y DEPORTE

BLAIR D., «Habitual daily energy expenditure and activity levels of lean and adult-onset and child-onset obese women», *Am. J. Clin. Nutr.*, 1987, 45, 540-550.

BLAIR S. N., «Evidence for success of exercice in weight loss and control», *Annals of Int. Med.*, 1993, 119, 7, 2, 702-706.

DESPRES J.-P., «Obésité abdominale et lipoprotéines: effets de l'exercice», *Science et Sports*, 1991, 6, 265-273.

DESPRES J.-P., «L'exercice physique dans le traitement de l'obésité», *Cah. Nutr. Diet.*, 1994, XXIX, 5, 299-304.

GUEZENNEC C. Y., «Place de l'entraînement dans le traitement des maladies métaboliques», *Cah. Nutr. Diét.*, 1994, XXIX, 1, 28-37.

KEMPEN K. P. G., «Energy balance during and 8-week energy-restricted diet with and without exercice in obese women» *Am. J. Clin. Nutr.*, 1995, 62, 722-729.

LOUIS SYLVESTRE J., «Insuline et exercice physique», *Diabète et Métabolisme*, 1987, 13, 152-156.

MONDENARD de J.-P., «Poids et sport», *Précis de Nutrition et Diététique*, fasc. 17, Ardix Médical, 1989.

MARCONNET P., «Effort musculaire et substrats énergétiques», *Cah. Nutr. Diet.*, 1986, XXI, 2, 109-122.

TREMBLAY A., «Exercice et obésité», *Science et Sports*, 1991, 6, 257-264.

WOLF L.-M., «Contribution de l'exercice physique au traitement de l'obésité», *Cah. Nutr. Diet.*, 1986, XXI, 2, 137-141.

WOOD P. D., «The effects on plasma lipoproteins of a prudent weightreducing diet, with or without exercice, in overweight men and women», *N. Engl. J. Med.*, 1991, 325, 461-466.

HIPOGLUCEMIA

CAHILL G. F., «A non-editorial on non-hypoglycemia», *N. Engl. J. Med.*, 1974, 291, 905-906.

CATHELINEAU G., «Effect of calcium infusion on post-reactive hypoglycemia», *Horm. Meatb. Res.*, 1981, 13, 646-647.

CHILES R., «Excessive serum insulin response to oral glucose in obesity and mild diabetes», *Diabetes*, 1970, 19, 458.

GRAPO P. A., «The effects of oral fructose, sucrose and glucose in subjects with reactive hypoglycemia», *Diabetes care*, 1982, 5, 512-517.

Dorner, M., «Les hypoglycémies fonctionnelles», *Rev. Prat.*, 1972, 22, 25, 3427-3446.

Fajans S. S., «Fasting hypoglycemia in adults», *New Engl. J. Med.*, 1976, 294, 766-772.

Farrykant M., «The problem of fonctionnal hyperinsulinism or fonctional hypoglycemia attributed to nervous causes», *Metabolism*, 1971, 20, 6, 428-434.

Field J. B., «Studies on the mechanisms of ethanol-induced hypoglycemia», *J. Clin. Invest.*, 1963, 42, 497-506.

Freinkel N., «Alcohol hypoglycemia», *J. Clin. Invest.*, 1963, 42, 1112-1133.

Harris S., «Hyperinsulinism and dysinsulinism», *J. A. M. A.*, 1924, 83, 729-733.

Hautecouverture M., «Les hypoglycémies fonctionnelles», *Rev. Prat.*, 1985, 35, 31, 1901-1907.

Hofeldt F. D., «Reactive hypoglycemia», *Metab.*, 1975, 24, 1193-1208.

Hofeldt F. D., «Are abnormalities in insulin secretion responsable for reactive hypoglycemia?», *Diabetes*, 1974, 23, 589-596.

Jenkins D. J. A., «Decrease in post-prandial insulin and glucose concentrations by guar and pectin», *Ann. Intern. Med.*, 1977, 86, 20-23.

Johnson D. D., «Reactive hypoglycemia», *J. A. M. A.*, 1980, 243, 1151-1155.

Jung Y., «Reactive hypoglycemia in women», *Diabetes*, 1971, 20, 428-434.

Lefebre P., «Statement on post-prandial hypoglycemia», *Diabetes care*, 1988, 11, 439-440.

Lefebvre P., «Le syndrome d'hypoglycémie réactionnelle, mythe ou réalité?», Journées Annuelles de l'Hôtel-Dieu, 1983, 111-118.

Leichter S. B., «Alimentary hypoglycemia: a new appraisal», *Amer. J. Nutr.*, 1979, 32, 2104-2114.

Lev-Ran A., «The diagnosis of post-prandial hypoglycemia», *Diabetes*, 1981, 30, 996-999.

Lubetzki J., «Physiopathologie des hypoglycémies», *Rev. Prat.*, 1972, 22, 25, 3331-3347.

Luyckys A. S., «Plasma insulin in reactive hypoglycemia», *Diabetes*, 1971, 20, 435-442.

Monnier L. H., «Restored synergistic entero-hormonal response after addition dietary fibre to patients with impaired glucose tolerance and reactive hypoglycemia», *Diab. Metab.*, 1982, 8, 217-222.

O'Keefe S. J. D., «Lunch-time gin and tonic: a cause of reactive hypoglycemia», *The Lancet*, 1977, 1, June 18, 1286-1288.

Perrault M., «Le régime de fond des hypoglycémies fonctionnelles de l'adulte», *Rev. Prat.*, 1963, 13, 4025-4030.

SENG G., «Mécanismes et conséquences des hypoglycémies», *Rev. Prat.*, 1985, 35, 31, 1859-1866.

SERVICE J. F., «Hypoglycemia and the post-prandial syndrom», *New Engl. J. Med.*, 1989, 321, 1472.

SUSSMAN K. E., «Plasma insulin levels during reactive hypoglycemia», *Diabetes*, 1966, 15, 1-14.

TAMBURRANO G., «Increased insulin sensitivity in patients with idiopathic reactive hypoglycemia», *J. Clin. Endocr. Metab.*, 1989, 69, 885.

TAYLOR S. I., «Hypoglycemia associated with antibodies to the insulin receptor», *New. Engl. J. Med.*, 1982, 307, 1422-1426.

YALOW R. S., «Dynamics of insulin secretion in hypoglycemia», *Diabetes*, 1965, 14, 341-350.